AF611083

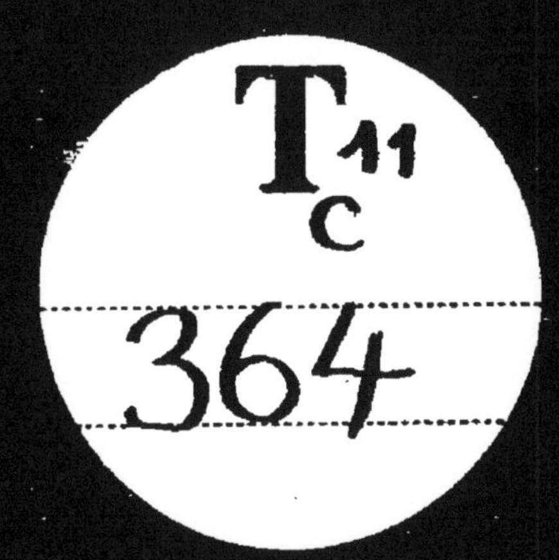
T 11 c
364

HYGIÈNE

ÉLÉMENTAIRE

PARIS. — TYPOGRAPHIE LAHURE
Rue de Fleurus, 9

HYGIÈNE

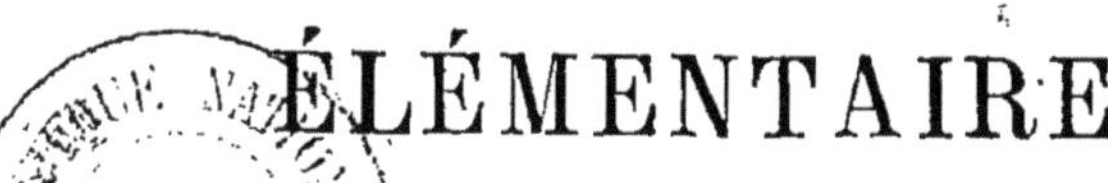

ÉLÉMENTAIRE

PAR

LE Dr J. LÉON SOUBEIRAN

Docteur ès sciences naturelles
Professeur agrégé à l'École supérieure de pharmacie

OUVRAGE PUBLIÉ CONFORMÉMENT
aux programmes
DES LYCÉES ET DES ÉCOLES NORMALES PRIMAIRES

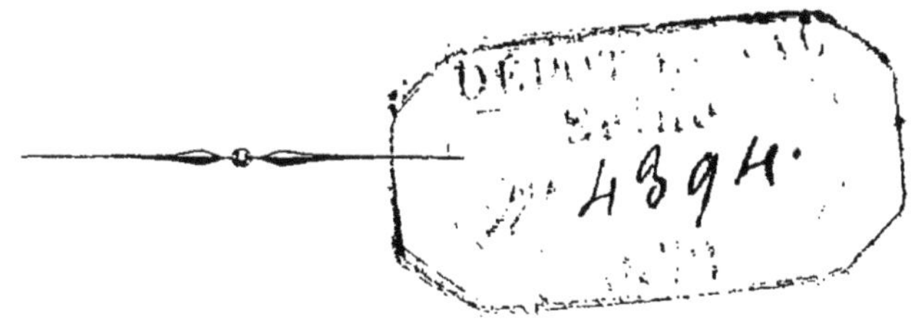

PARIS
LIBRAIRIE HACHETTE ET Cie
79, BOULEVARD SAINT-GERMAIN, 79

1873

HYGIÈNE
ÉLÉMENTAIRE

HYGIÈNE, SON BUT, SES MOYENS.

L'hygiène consiste dans un ensemble de préceptes que tous doivent connaître et suivre, le pauvre comme le riche, le paysan comme le citadin, car c'est l'art de conserver et d'améliorer la santé et même de donner, en dehors de l'assistance médicale, les moyens de la restaurer.

Cabanis a dit de l'hygiène qu'elle aspire à perfectionner la nature humaine générale ; et, en effet, c'est par ses progrès que la moyenne de la vie s'est élevée de sept années environ, de trente-trois ans à quarante. Mais si l'hygiène, qui a été l'objet des prescriptions de certains législateurs, Moïse, Mahomet, Solon, n'est plus aussi négligée que par le passé, elle n'est pas encore appréciée à sa juste valeur aujourd'hui, en dépit des services incontestables qu'elle peut rendre.

Pour arriver au but qu'elle se propose, l'hygiène fait appel à toutes les sciences et profite de leurs progrès et de leurs perfectionnements: aussi doit-elle étudier les causes qui influent sur la santé et les moyens d'annihiler, ou tout au moins de diminuer, l'action de ces causes. Mais elle a encore une mission non moins importante : combattre et détruire les préjugés et les erreurs populaires pour assurer le bien-être de ceux mêmes qui n'en ont pas souci, et donner aux hommes les moyens les plus efficaces de conserver la santé, ce trésor sans lequel les autres ne sont rien et dont on n'apprécie jamais si bien la valeur que quand on l'a perdu.

CHAPITRE I.

AGENTS ATMOSPHÉRIQUES.

AIR.

Indispensable à la vie, puisque sans lui elle n'est pas possible, l'air a été nommé à juste raison l'aliment de la vie, *pabulum vitæ*, et cette opinion est si généralement répandue, que, veut-on dire que la vie persiste chez un homme, on dit qu'il respire encore.

L'air agit par la pression qu'il exerce sur l'organisme, pression que nous ne sentons pas dans les circonstances ordinaires de la vie, bien qu'elle ne soit pas moindre de 16,000 kilogrammes, répartis sur toute la surface de notre corps, mais qui, étant contre-balancée par la tension de nos organes, maintient ceux-ci dans un équilibre salutaire et favorise leur fonctionnement.

Par suite de causes diverses, la pression atmosphérique n'est pas toujours la même et des phénomènes particuliers se manifestent; c'est ainsi que, par la diminution de cette pression, la respiration se précipite, pour compenser par des inspirations plus fréquentes la quantité moindre d'air qui pénètre dans le poumon : les inspirations sont d'autant plus répétées que la pression diminue davantage, comme on peut l'observer dans les ascensions de montagnes; dans quelques cas même, une sorte d'asphyxie (*soroche*, des Indiens de la Cordillère) se manifeste en raison de la trop grande raréfaction de l'air. Il n'est pas nécessaire de faire l'ascension d'une montagne pour ressentir cet effet de la diminution de la pression atmosphérique; car, lorsqu'elle existe, nous trouvons *l'air lourd*, l'équilibre n'existant plus entre la pression extérieure et la tension de nos organes.

Il y a donc lieu d'interdire le séjour des montagnes aux personnes atteintes de maladies du cœur, des poumons et du cerveau; on prescrira, au contraire, avec avantage le séjour des localités élevées pour les sujets à constitution molle.

L'augmentation de la pression barométrique détermine un phénomène inverse, en rendant la respiration plus lente : sous une forte pression, on éprouve des bourdonnements d'oreille, dus à l'inégalité de pression entre l'air extérieur et celui de l'oreille moyenne. La cessation brusque de cette pression peut occasionner de graves accidents, qu'on a observés quelquefois chez les ouvriers employés dans des appareils à plongeur.

La vie à des altitudes très-élevées, où par conséquent la pesanteur de l'air est beaucoup moindre, modifie la constitution, le tempérament, les habitudes : l'appétit devient vif, ardent; la circulation et la respiration sont plus fréquentes, sans que l'économie en souffre; l'exercice musculaire est bien supporté; l'embonpoint est mediocre; le tempérament nerveux paraît prédominer. Sous l'influence d'une pesanteur moindre de l'air, les maladies des organes circulatoires ou respiratoires prennent une marche plus rapide, ou se développent plus facilement. Mais ces conditions seront favorables aux individus lymphatiques, dont les fonctions digestives sont languissantes, surtout s'ils y joignent un régime alimentaire convenable.

VENTS.

Les vents ou courants d'air, dus aux mouvements de l'atmosphère, ont des températures variables suivant leurs directions et les saisons; ils peuvent être plus ou moins chargés d'humidité. Ils agissent mécaniquement en favorisant la vaporisation de la sueur, en excitant la peau et en activant consécutivement la circulation ; ils sont nuisibles en déterminant une évaporation trop rapide de la peau, ou en transportant des matériaux très-gênants pour l'homme, des poussières, des miasmes, des odeurs désagréables de fabriques, etc.

Suivant qu'ils sont secs ou humides, froids ou chauds, l'action des vents varie. Froids et secs, ils font une impression désagréable sur la peau et sur les organes respiratoires, et sont une cause fréquente de maladie; froids et humides, leur impression est plus désagréable encore, et ils déterminent le rhume, les affections catarrhales, etc. Chauds et humides, les vents s'opposent à l'évaporation de la sueur, et causent un peu de gêne de la respiration et de malaise, qu'on tâche d'éviter en recherchant les courants d'air, ou en en faisant d'artificiels au moyen d'éventails. Les vents chauds et secs paraissent rafraîchir, parce qu'ils vaporisent la sueur.

On doit faire attention aux changements de direction des vents, car ils amènent quelquefois des variations brusques de température qui peuvent être fâcheuses : dans ce cas, il faut se prémunir contre les chances d'un refroidissement soudain.

La direction des vents habituels peut donner, suivant les pays, quelques indications importantes : à Paris, les vents du nord et du nord-est sont froids; ceux du midi sont chauds, ceux de l'ouest chauds et pluvieux, et ceux de l'est frais. Le vent de la mer dans les pays chauds forme une brise qui rafraîchit l'air. En Algérie, le vent du midi, qui a passé sur le désert, est étouffant.

COMPOSITION DE L'AIR.

L'air exerce aussi une action sur l'économie par les éléments qui le composent : on sait qu'il est constitué par un mélange d'environ vingt et une parties d'oxygène et de soixante-dix-neuf d'azote, en faisant abstraction de petites quantités d'autres éléments, dont nous n'avons pas à nous occuper ici. Cette composition de l'air est sensiblement la même dans les diverses régions, à toutes les époques, à toutes les latitudes et altitudes et en tous lieux, par suite du mélange des diverses couches opéré par les vents. Cette unité de composition est aussi maintenue par l'espèce d'antagonisme qui existe entre les plantes et les animaux ; on sait que les plantes déversent de l'oxygène dans l'atmosphère et décomposent l'acide carbonique qu'exhalent les animaux ; il se fait ainsi un véritable équilibre mobile, admirablement approprié aux besoins de la respiration et au développement des êtres qui vivent à la surface du globe.

ALTÉRATIONS PRINCIPALES DE L'AIR.

De nombreuses causes viennent modifier les propriétés de l'air et le rendent impropre à la respiration. En première ligne nous indiquerons la respiration elle-même, qui, tout au moins dans les lieux fermés, agit non-seulement par la soustraction de l'oxygène de l'atmosphère, mais aussi par la production continue de nouvelles quantités d'acide carbonique. L'altération de l'air est augmentée par l'accumulation des individus, dont les émanations perspiratoires sont une cause puissante d'infection. Pendant la guerre de Crimée, les soldats piémontais ont été surtout décimés par les maladies, scorbut, typhus, parce qu'ils étaient confinés dans des huttes étroites, non aérées et qui contenaient plus d'habitants qu'elles n'en auraient dû recevoir. C'est par une cause semblable que chaque année le séjour du roi Louis-Philippe à Saint-Cloud était marqué par une épidémie qui sévissait, pendant cette période seulement, sur les troupes de la caserne voisine : il est vrai qu'alors on y entassait douze cents hommes au lieu de quatre cents, nombre réglementaire. Les émanations animales ne sont pas moins redoutables que celles de l'homme lui-même, car elles aussi sursaturent l'air des appartements, diminuent la perspiration et la transpiration pulmonaire, d'où plus de chaleur des organes : à ces causes viennent s'ajouter la production de miasmes et la putréfaction des particules organiques suspendues dans l'air. La présence des fleurs et des plantes dans les appartements est aussi, quoiqu'on ait soutenu le contraire, une cause importante de l'altération de l'air. Les appareils de chauffage et d'éclairage contribuent également pour une large part à vicier l'air, dans lequel ils émettent de l'acide carbonique et souvent aussi d'autres gaz non moins délétères.

A toutes ces causes déjà nombreuses d'altération viennent s'en ajouter d'autres non moins importantes. Souvent nous avons à souffrir d'émanations pernicieuses qui se font au voisinage de nos demeures et y ajoutent de nouvelles causes d'insalubrité ; nous citerons dans les villes les égouts, autrefois source permanente d'infection et dont les progrès de l'art ont aujourd'hui presque complétement fait disparaître le danger; dans les villages, les fumiers mal entretenus et qui sont souvent de véritables cloaques ; dans les maisons, l'existence de latrines fréquemment très-mal tenues et dont l'odeur, en montant au nez, témoigne dès l'entrée de l'incurie des habitants. Dans quelques circonstances, ce sont les cimetières ; plus souvent ce sont les fabriques qui infectent le voisinage de leurs résidus ou de leurs vapeurs. Trop souvent enfin, ce sont des marécages qui, dès que la température s'est un peu élevée, laissent exhaler des miasmes paludéens, source de fièvres intermittentes et de dépopulation : il faut autant que possible faire disparaître les causes de pestilence, en assurant l'écoulement régulier des eaux, ou tout au moins faire dans ces localités des plantations de végétaux, qui pourront assainir le sol et faire apparaître la santé là où régnaient la maladie et ses misères. On a proposé dans ce but la culture du grand Soleil (*Helianthus annuus*), du Cirier de l'Amérique du Nord (*Myrica cerifera*), et dans les localités qui ne sont pas trop froides, de l'Eucalypte d'Australie. Diverses observations ont déjà permis de constater le succès de pareilles plantations. Est-on obligé de vivre dans un pays à fièvre, le meilleur moyen de conserver la santé consiste à ne sortir que plusieurs heures après le lever du soleil, à rentrer avant son coucher, à avoir chaque nuit un peu de feu dans sa chambre, et à se nourrir d'aliments toniques.

LUMIÈRE.

La lumière exerce sur l'organisme une influence des plus manifestes, comme l'a démontré l'expérience de M. Edwards sur des têtards de grenouilles, qui sont restés têtards, ou ont péri, étant tenus dans un lieu obscur, tandis que d'autres têtards, qui avaient reçu l'action de la lumière, s'étaient développés normalement. M. Coste a déterminé à volonté la phthisie chez des chiens et des poules, en les tenant longtemps enfermés dans des lieux bas, humides, froids et mal éclairés. L'absence de lumière a donc produit dans le premier cas un arrêt de développement, une maladie mortelle dans le second.

La source principale de lumière est le soleil, qui

nous donne aussi de la chaleur, agent également puissant de la vie.

Nous trouvons une preuve de l'influence de la lumière dans la différence que présentent les enfants de la campagne, robustes, bien portants, comparés aux enfants des villes, pâles et étiolés; il en est pour les habitants des villes comme pour les plantes que les jardiniers cultivent sous une lumière insuffisante : chez les uns comme chez les autres l'étiolement se manifeste par la décoloration. Laissons donc les enfants exposés à l'action solaire, nous leur éviterons ainsi l'appauvrissement du sang, et tout le cortége des maladies et des misères qui en sont les tristes conséquences.

La lumière exerce une action directe sur la peau et en colore d'autant plus le pigment qu'elle agit plus longtemps. Comparez la peau brune et hâlée du campagnard avec le teint décoloré du citadin, et vous aurez une preuve de cette influence. C'est aussi par l'action prolongée de la lumière que vous pourrez vous expliquer la teinte brune de la peau des Groënlandais, des Esquimaux, etc., sur la coloration de laquelle la chaleur ne peut certainement pas avoir agi.

Trop vive, la lumière détermine chez l'homme des accidents, et c'est à cette cause qu'on doit rapporter cette inflammation de la peau, cet érythème, désigné vulgairement sous le nom de *coup de soleil*. Portée à un point plus prononcé encore, l'intensité de la lumière détermine l'insolation, accident heureusement rare dans nos contrées, mais qui, dans des régions plus équatoriales, frappe les hommes d'une mort, pour ainsi dire, instantanée. Cette influence pernicieuse d'une lumière intense est si bien reconnue des peuples qui habitent les régions tropicales, qu'ils ont le plus grand soin de se retirer à l'ombre dans le milieu du jour, ou ne s'exposent à sortir que sous la protection de couvertures, de chapeaux ou de parasols, qui préviennent l'action sidérante des rayons du soleil.

Outre ces effets généraux, la lumière en exerce de locaux, sur l'organe de la vue particulièrement. Trop faible, elle fatigue l'œil, qui fait des efforts pour n'en perdre aucun rayon, efforts d'où résulte souvent la myopie. Est-elle au contraire trop intense, elle affecte douloureusement la rétine et y détermine des désordres irréparables : aussi faut-il s'abstenir de fixer la lumière éclatante qui résulte de l'emploi de l'électricité, aussi bien que celle qui se produit par la combustion du magnésium. Trop subite, ou trop prolongée, la lumière très-vive cause l'éblouissement et amène la cécité : les exemples ne sont pas rares, parmi les voyageurs aux régions arctiques, d'hommes qui sont devenus aveugles pour avoir affronté la réflexion de la lumière sur les champs de neige, sans avoir pris la précaution d'en atténuer l'action par l'emploi de voiles ou de lunettes spéciales, analogues à celles qu'ont adoptées les habitants de ces contrées.

La lumière artificielle n'a en général pas la même

activité que la lumière naturelle et n'en possède pas les propriétés fortifiantes : plantes, animaux et hommes qui restent continuellement exposés à son action ne tardent pas à s'étioler et à dépérir. La lumière artificielle est souvent aussi nuisible par sa couleur jaune, qui est préjudiciable à la vue : aussi a-t-on la précaution, dans beaucoup de bureaux, de garnir les becs de gaz de verres colorés en bleu.

CHALEUR.

La chaleur a sa source principale dans le soleil et, comme la lumière, elle exerce une influence manifeste sur l'organisme ; mais son action n'est pas toujours identique, car de nombreuses causes viennent la modifier et rendre ainsi le phénomène complexe. Les vents changent l'action de la chaleur, en atténuent les effets et la rendent supportable, si elle est forte, tandis qu'ils aggravent le froid, qui devient insoutenable. Le voyageur Parry a pu supporter assez aisément un froid de 40°, mais dans une atmosphère calme, tandis qu'il souffrait beaucoup de températures beaucoup moins basses, pour peu que le vent se fût élevé.

De ce que nous venons de dire, nous devons conclure que l'homme peut supporter un abaissement considérable de la température, et on sait, en effet, que quelques-uns des employés de la compagnie de la Baie d'Hudson passent, sans trop d'inconvénients, l'hiver dans des stations où le thermomètre descend à — 46° et que Delisle a signalé l'hibernation en Sibérie par des froids encore plus rudes. Mais si l'homme peut supporter assez facilement un abaissement considérable de la température, il peut aussi être soumis à l'action de températures élevées : les nègres, habitants des régions équatoriales de l'Afrique, sont souvent exposés à une température de + 47° à + 48° : ce qui donne donc un écart de 94 degrés entre les extrêmes ; notons toutefois que la résistance aux hautes températures paraît moindre que pour les basses. On connaît aussi l'histoire de ces servantes d'un boulanger qui pouvaient impunément séjourner quelques minutes dans le four qu'on venait de défourner ; mais cela tenait aux conditions de sécheresse dans lesquelles se trouvait l'étuve où elles pénétraient, et où l'évaporation par la peau se faisait sans obstacle ; elles n'eussent pu supporter une température égale dans une atmosphère saturée d'humidité.

L'habitude exerce une influence sur les phénomènes observés de l'action de la chaleur moyenne sur l'homme : nous sommes plus sensibles au froid après quelques jours de chaleur, et c'est ce qui nous rend si pénible le refroidissement annuel des premiers jours de mai, qu'on nomme communément jours des *saints de glace* ; c'est par la même raison que nous nous plaignons des premiers froids de l'automne : mais il n'est pas moins vrai qu'une chaleur modérée est bonne pour la santé, tandis que, si elle est excessive et prolongée, elle détermine la débilité, une vieillesse plus précoce et la vie plus courte.

L'âge change les conditions dans lesquelles nous pouvons nous trouver influencés par la chaleur; les jeunes enfants et les vieillards supportent moins facilement le refroidissement que les adolescents et les adultes.

Comme l'intensité de la chaleur n'est pas la même dans les diverses régions, on a distingué sur notre globe ce qu'on a appelé des *climats*, dont l'étude est importante au point de vue de l'hygiène.

On peut distinguer les climats suivant les variations de température qu'ils présentent. Les uns, comme ceux des rivages, des îles, n'offriront que peu de variations aux diverses époques de l'année, les hivers y seront plus doux, les étés moins brûlants; ce sont les *climats constants*, utiles pour les malades, qui se trouvent bien d'une température uniforme: tel est le cas pour Hyères, Cannes, Madère.

Les autres climats sont, au contraire, *variables* et appartiennent surtout aux continents: ils offrent des changements de température à toutes les saisons, à tous les mois, chaque jour et d'une heure à l'autre. Dans quelques cas même la différence entre les étés et les hivers est très-considérable, comme à Pékin et à New-York, où les étés ont des ardeurs excessives et les hivers des rigueurs extrêmes, de telle sorte qu'il y a pour les deux saisons un écart de plus de 40 degrés.

Chez nous, nous trouvons dans les *saisons* une image des climats et leur succession nous fait passer en quelque sorte par des climats successifs et momentanés : c'est pourquoi nous voyons apparaître en été la perte de l'appétit, l'inertie musculaire et quelques-unes des maladies communes dans les pays chauds, telles que les affections du foie.

Les principales précautions hygiéniques contre les chaleurs excessives, bien que n'ayant pas pour nous une importance aussi capitale que pour les habitants des contrées torrides, peuvent se résumer ainsi :

1° Obtenir par des moyens artificiels l'agitation de l'air, et former ainsi une sorte de brise, qui favorise l'évaporation de la sueur et par suite le rafraîchissement du corps.

2° Ne prendre que des vêtements bons conducteurs du calorique, à tissu serré, tels que des chemises de toile ; ces vêtements devront être larges, amples et flottants, pour permettre une libre circulation de l'air entre eux et le corps.

3° Protéger la tête et la nuque par une coiffure légère et à larges bords, pour se préserver de l'action directe des rayons du soleil, qui peut déterminer certaines affections de la peau et même causer l'insolation, cause fréquente des accidents les plus graves.

4° Faire avec de l'eau fraîche des ablutions fréquentes et, autant que possible, sur tout le corps. Se baigner fréquemment dans de l'eau froide est aussi un bon moyen de ne pas trop souffrir de la chaleur.

5° Boire avec modération et à *petites gorgées* des boissons tempérantes, ou tout au moins humecter fréquemment la bouche avec quelques gouttes d'eau fraîche, ce qui vaut mieux encore; car ce n'est pas la grande quantité de liquide ingérée qui rafraîchit, comme on est ordinairement disposé à le croire : boire beaucoup, c'est se faire suer beaucoup et par conséquent se fatiguer sans aucun profit ou avantage. Autant que possible, ne pas boire d'eau pure; il vaut mieux qu'elle soit additionnée d'un peu d'eau-de-vie, de rhum, de café, ou même de vinaigre.

6° Ne manger que modérément des aliments gras, ou de la viande; l'instinct, du reste, nous y porte : en effet, nous éprouvons presque toujours en été une appétence plus grande pour les légumes et pour les fruits.

7° En cas de *coup de soleil*, il faut appliquer sur la partie atteinte des compresses d'eau fraîche, souvent renouvelées, ce qui donne les meilleurs résultats.

Maintenir, comme on le fait dans nos départements méridionaux, les appartements dans une demi-obscurité donne une fraîcheur très-agréable et n'a pas les inconvénients des courants d'air qui résultent de l'ouverture des portes et fenêtres.

Pour se préserver du froid, il sera nécessaire de

2

porter des vêtements mauvais conducteurs du calorique, en laine par exemple. L'usage des Chinois, qui savent mal se chauffer, au moins dans les parties centrales du Céleste Empire, bien qu'il y fasse quelquefois des hivers très-froids, serait préférable à des moyens imparfaits de chauffage : au fur et à mesure que le froid augmente, ils ajoutent un nouveau vêtement ouaté à ceux qui les couvrent, et se protégent ainsi contre le refroidissement.

Il faut, par le froid, choisir des aliments riches en matières grasses et fibrineuses et y ajouter même une petite quantité d'alcool (eau-de-vie, rhum) ; les habitants des régions froides du globe font une énorme consommation d'huile, dont ils imbibent tous leurs mets, et la nécessité de cette pratique a été reconnue par tous les voyageurs aux régions arctiques.

Il est nécessaire de réagir contre le froid, qui dispose à l'inertie et à la somnolence, par l'exercice, qui prévient les accidents consécutifs de l'immobilité ; on active ainsi la circulation du sang et on ne permet pas à ce liquide de s'arrêter sur quelque point du corps pour y déterminer la congélation. Si cet accident se produisait, il faudrait rétablir la circulation par des frictions faites énergiquement avec de la flanelle qu'on pourra imbiber d'alcool. Il est de la plus haute importance de ne pas chercher à réchauffer les parties congelées au moyen de corps chauds, car on développerait ainsi une inflammation qui pourrait être suivie de gangrène. On devra faire boire, à petites gorgées, des boissons chaudes, aromatiques et excitantes.

ÉLECTRICITÉ.

Bien qu'il y ait toujours de l'électricité répandue dans l'atmosphère, nous ne la ressentons pas dans les circonstances ordinaires, le corps de l'homme étant un excellent conducteur de ce fluide. Mais, lorsque, à la suite de certaines perturbations, l'électricité s'est accumulée pour produire des orages, nous en éprouvons l'influence, qui se caractérise par un sentiment de gêne, d'oppression, et quelquefois chez les blessés par l'exacerbation de leurs douleurs.

Nous ne parlerons des accidents qui peuvent résulter de la chute de la foudre, qui tue les animaux et les hommes, incendie les maisons, etc., que pour recommander de bien prendre soin de ne pas chercher, en cas d'orage, un refuge contre la pluie au pied des arbres sur lesquels les nuages se déchargent fréquemment de l'excès d'électricité qu'ils renferment. Rien n'est plus imprudent, si ce n'est la coutume niaise de sonner les cloches pour détourner les orages, comme le croient nos paysans et même beaucoup de personnes plus éclairées.

SÉCHERESSE, HUMIDITÉ.

L'air est toujours chargé d'une quantité plus ou moins considérable de vapeur d'eau, variable suivant les saisons, les mois, les jours et les heures de la journée ; le maximum d'humidité s'observe dans les pays couverts de nombreuses forêts, ou sillonnés de beaucoup de canaux et pendant les saisons pluvieuses, le printemps, l'automne et l'hiver. De l'excès d'humidité résulte souvent la production de maladies, et l'une des plus fréquentes est le rachitisme, si commun chez les enfants qui vivent dans des habitations sans air, sans lumière et dont les murs suintent en tous temps.

Dans l'action de l'humidité sur l'organisme, il faut tenir compte de la température qui l'accompagne : le froid humide est la cause la plus fréquente des rhumatismes, des maladies catarrhales, de la grippe, des ophthalmies, et des affections de la poitrine et du ventre ; il occasionne une déperdition plus grande du calorique, la gêne de la respiration, la diminution de la perspiration cutanée. C'est la température qui convient le moins à l'homme : elle exige qu'il se couvre avec soin.

Le chaud humide est débilitant ; il rend l'air moins respirable, et par conséquent la respiration devient laborieuse ; la sudation ne se fait que difficilement ; on reste lourd, sans énergie, et comme hébété même ;

mais le plus grand danger est la formation des miasmes que laissent dégager les marécages et qui sont une cause très-puissante de maladies.

On combat avantageusement l'humidité par le chauffage, qui desséche l'air et l'assainit; il est donc essentiel de faire de grands feux dans les maisons neuves, dont l'humidité est une cause des plus sérieuses de maladies graves (il y a tout avantage à attendre quelque temps avant de s'y établir) : *sécher les plâtres*, sous prétexte de payer un loyer moins cher, est une détestable économie; on a souvent à porter au médecin toute l'épargne qu'on avait voulu sauver.

Une autre condition essentielle de santé est de ne pas conserver sur soi des vêtements humides, mais de les changer aussitôt que possible; tout au moins faut-il ne pas rester immobile, mais combattre par le mouvement le froid qui, comme dit le vulgaire, pénètre, dans ce cas, jusqu'aux os.

La sécheresse de l'air, qui est toujours relative, se remarque surtout dans les pays incultes ou sans arbres, où rien n'empêche la vaporisation du sol par les vents, qui en lèchent la surface sans aucun obstacle.

Accompagnée d'un abaissement de la température, la sécheresse de l'air favorise la respiration, ouvre l'appétit et facilite la digestion, mais à la condition qu'on puisse résister à la déperdition du calorique : aussi les enfants, les femmes, les vieillards y sont-ils plus sensibles. L'influence de la mauvaise nourriture, de l'affaissement moral, est aussi très-marquée, comme l'a constaté Larrey lors de la retraite de Moscou, où nous avons perdu des milliers de soldats, bien que le froid ne fût pas excessif. Le froid sec, surtout s'il est vif, porte au sommeil par suite du ralentissement de la circulation, et si on s'y abandonne, il peut être une cause de mort. Limité, il agit de la même façon, arrête le cours du sang dans les organes, détermine fréquemment les engelures, et quelquefois la congélation, ce qui est le summum de l'engelure ; dans ce cas, il faut raviver peu à peu la circulation par des frictions énergiques. Les Russes frottent rudement de neige le nez et les oreilles de ceux qui ont eu ces organes saisis par le froid.

Quand elle coïncide avec la chaleur, la sécheresse persistante, qui résulte de l'absence de pluie, gêne la respiration en entravant le jeu des poumons ; il y a transpiration abondante, diminution d'appétit et soif vive ; la circulation s'accélère, l'innervation est affaiblie, le système musculaire est inerte, il y a abattement général. Dans ce cas, il faut éviter les refroidissements brusques, ne pas boire trop frais, car il y aurait suspension de la transpiration, et il pourrait en résulter un rhume et peut-être une fluxion de poitrine.

CHAPITRE II.

DU SOL ET DES EAUX.

DU SOL.

L'influence du sol a une importance très-grande sur la santé de l'homme qui vit à sa surface. Son élévation peut modifier les conditions hygiéniques ; c'est ainsi que les localités basses sont souvent décimées par les fièvres intermittentes, auxquelles échappent celles qui sont à une altitude supérieure. Mais si ces dernières sont épargnées le plus souvent par le choléra, la fièvre jaune, etc., elles offrent les inconvénients de l'action combinée du froid et d'une diminution de la densité de l'air, inconvénients qui seront d'autant plus marqués que l'altitude sera plus grande. On a remarqué que les religieux du mont Saint-Bernard mouraient, en général, à un âge peu avancé, et on a attribué ce fait à la diminution de la pression atmosphérique et à l'abaissement de la température moyenne.

Si les sommets élevés sont plus propres à développer des maladies inflammatoires, les vallées, les gorges de montagnes, exercent aussi une influence manifeste et modifient la constitution de l'homme, car elles offrent souvent une trop grande humidité et des courants atmosphériques nuisibles.

L'exposition peut varier et par suite changer les conditions dans lesquelles se trouve l'homme. L'exposition au nord sera d'autant plus froide que la localité sera plus éloignée de l'équateur, et ne devra pas être conseillée aux rhumatisants, ni aux phthisiques. L'exposition au midi sera chaude au contraire et rapprochera la localité des conditions d'un pays chaud; mais elle pourra être refroidie par l'influence des vents qui y arriveraient après avoir traversé la surface d'une mer ou d'un grand lac. L'exposition à l'ouest se rapproche de celle du midi; mais ses effets ne seront pas les mêmes, suivant que le sol sera voisin de la mer, ou situé dans l'intérieur d'un continent. L'exposition à l'est se rapproche de celle du nord; mais il y aura à considérer l'altitude, et le voisinage ou l'éloignement de la mer.

Si le sol est dénudé, sa température sera beaucoup plus haute, et l'atmosphère plus sèche. La végétation empêche le sol de s'échauffer et abaisse la température moyenne du lieu, ce qui détermine la conservation à la surface du sol d'une certaine quantité d'humidité, qui sera d'autant plus grande que la végétation sera plus abondante. C'est par cette raison qu'on explique la fraîcheur plus grande des pays couverts de bois et de forêts : elle permet aussi de comprendre comment, dans ces dernières années, la Beauce est devenue de plus en plus sèche, par suite de l'abatage inconsidéré qu'on y a fait de tous les arbres qui bordaient les chemins et qui avaient en outre l'avantage de briser les vents, dont l'action vaporisante s'exerce aujourd'hui sans obstacle sur de vastes espaces.

La culture modifie la surface du sol et conséquemment les conditions physiques qui agissent sur l'homme. Les défrichements, dans les pays chauds ou pendant les saisons chaudes, ont fréquemment l'inconvénient de produire des effluves marécageux, et par suite des fièvres intermittentes. Mais, quand la culture est bien entendue, elle est utile en faisant disparaître les causes d'insalubrité, en drainant le terrain et en supprimant ainsi l'excès d'humidité. Dans quelques circonstances exceptionnelles cependant la culture est la cause de conditions fâcheuses ; c'est ainsi que les rizières, qui ne peuvent exister que dans des terrains inondés, sont l'occasion d'effluves marécageux et produisent des fièvres intermittentes, souvent très-graves. C'est aussi à la formation d'étangs que la Bresse doit son insalubrité actuelle. Le rouissage du chanvre et du lin, opération qui se rattache à la culture, doit aussi être signalé comme la cause productive de maladies graves.

La constitution géologique du sol ne paraît pas avoir une grande influence par elle-même, mais elle agit d'une manière indirecte par quelques conditions concomitantes. Il est prouvé, par exemple, que ce n'est pas parce qu'ils sont granitiques ou porphyriques que certains terrains produisent la fièvre intermittente; mais comme ils sont imperméables, ils déterminent la formation de marais dangereux par leurs miasmes. Les terrains argileux ont, dit-on, l'inconvénient d'amener le froid en favorisant la formation des mares, en accumulant les eaux, qui ne peuvent s'y imbiber. Les terrains sablonneux, calcaires et siliceux, qui sont perméables, sont plus chauds.

DES EAUX.

Les eaux naturelles tiennent en suspension ou en dissolution quelques-uns des éléments chimiques constituants du sol qu'elles traversent et qui sont des sels minéraux ou des matières organiques végétales.

Quand elles sont courantes, elles forment les ruisseaux, les rivières et les fleuves, et suivant que leur cours est plus ou moins rapide, qu'elles sont sujettes ou non à des inondations, elles exercent une influence sur l'homme. Les centres d'habitation sont souvent créés sur le bord des cours d'eau, qui donnent, avec un climat plus constant, des moyens de transport plus faciles et de l'eau en abondance pour les besoins de la vie. Leur voisinage est une cause fréquente d'excès d'humidité et par suite d'affections rhumatismales.

Les eaux stagnantes profondes et sans marécages n'ont en général pas d'influence fâcheuse sur la santé générale; elles donnent de l'humidité et de la fraîcheur, des étés moins chauds et des hivers moins rudes.

Les eaux stagnantes marécageuses sont, au contraire, une cause puissante d'insalubrité, car elles contiennent toujours des quantités plus ou moins grandes de débris organiques végétaux ou animaux, dont la décomposition a les conséquences les plus pernicieuses pour la santé. Il en résulte, en effet, des émanations, ou *effluves*, sur la nature desquelles on n'est pas encore bien fixé, mais dont les effets ne sont que trop connus. Plus la température est élevée, plus l'action des effluves est énergique, parce que la décomposition des matières organiques est activée par la chaleur. L'immobilité de l'air, le manque d'obstacles qui puissent s'opposer à leur expansion, l'altitude au-dessus des marais, influent sur la production des maladies : l'immobilité, en les concentrant dans le voisinage immédiat; les obstacles, en les détournant de localités où les vents les porteraient; l'altitude enfin, parce qu'ils ne s'élèvent pas au-dessus d'une certaine hauteur. Sezzo, dans les marais Pontins, échappe à leur influence par son élévation de 306 mètres au-dessus du niveau de la mer.

Les individus jeunes, débiles et lymphatiques résistent moins, toutes circonstances égales d'ailleurs, aux effluves marécageux.

CHAPITRE III.

HABITATIONS.

Les demeures dont l'homme fait usage pour s'y mettre à l'abri des intempéries des saisons, offrent la plus grande diversité dans les différents pays et suivant les degrés de la civilisation; mais, sans nous occuper de ce que peuvent être les habitations des Esquimaux, qui ont à se défendre contre les rigueurs d'un froid excessif, ou celles des peuples des régions équatoriales, qui supportent, au contraire, l'action torride d'une atmosphère de feu, nous rechercherons seulement quelles conditions doivent être réunies, sous notre climat tempéré, pour que nous puissions rencontrer dans nos maisons les conditions hygiéniques les meilleures.

CHOIX DE L'EMPLACEMENT.

Il est assez difficile d'exclure l'emploi de tel ou tel sol pour y construire une maison, car on n'a pas toujours le choix ; mais il faut avoir soin de drainer les terrains imperméables, et de tout disposer pour prévenir l'accumulation des eaux ménagères ou des eaux pluviales. Un terrain cultivé est préférable à celui qui est inculte, parce qu'il est plus asséché. Il vaut mieux un terrain incliné que plat, parce que l'écoulement des eaux se fait plus facilement.

On doit éviter le voisinage des grands bois et des cours d'eau, source puissante d'humidité, à moins que les autres circonstances inhérentes à la localité ne contrebalancent cette humidité; auquel cas, la position sera très-salubre. Le séjour dans les vallées profondes est en général malsain, parce qu'elles sont humides et balayées par des courants atmosphériques souvent nuisibles; le séjour sur les montagnes élevées est préjudiciable par le froid qui y règne ordinairement et par la diminution de la pression atmosphérique. Dans nos climats, on donnera la préférence aux collines peu élevées et aux plaines, si elles sont bien drainées.

On devra éviter le voisinage des fabriques et de certains établissements industriels, qui donnent naissance à des émanations odorantes ou pouvant agir fâcheusement sur l'économie.

Les vents doivent aussi être pris en considération. C'est ainsi que, les vents d'ouest étant généralement humides, nous devons éviter d'établir les façades de nos habitations à cette exposition, et qu'il sera utile de prolonger le toit dans cette direction pour prévenir les infiltrations. Dans nos départements méridionaux, il vaudra mieux choisir l'exposition à l'est et au nord pour éviter l'action trop prolongée des rayons du soleil; dans nos départements du nord, au contraire, il y aura avantage à choisir l'exposition du midi. Le plus souvent il est préférable d'établir sa façade au levant et au midi, ce qui permet l'entrée de l'air dès le matin. Du reste, chaque exposition a ses avantages et ses inconvénients. Il vaut cependant mieux avoir à supporter un peu plus de soleil et de lumière, car au moins on évite ainsi les dangers de l'humidité.

La vie dans les villages serait préférable à celle des villes, si trop souvent les maisons n'y étaient construites en dépit des lois de l'hygiène, si elles n'y étaient pas presque toujours entourées de foyers d'infection, tels que des fumiers abandonnés sans soins, au grand détriment du cultivateur, qui en laisse perdre la partie la plus efficace, ou de mares surabondamment chargées de matières organiques à moitié décomposées.

Dans les villes anciennes, les rues tortueuses et étroites ne laissaient pénétrer ni la lumière, ni le soleil; il n'y avait pas de courants d'air qui pussent assainir l'atmosphère; aussi la vie s'y trouvait-elle dans les conditions les plus déplorables et des épidémies fréquentes venaient décimer les populations agglomérées dans des réduits humides, froids et malsains. Il y a donc eu progrès quand on a percé dans les villes des rues larges, donnant un libre accès à l'air, à la lumière et à la sécheresse.

Dans une maison, il y a avantage à demeurer à un étage un peu élevé, car l'air et la lumière y parviennent plus aisément que dans les appartements inférieurs, toujours plus ou moins obscurs et humides.

La hauteur est aussi importante, et les appartements élevés de nos ancêtres étaient de beaucoup supérieurs aux espèces de boîtes qu'on a décorées dans ces dernières années du nom de logements, celles de l'entresol en particulier, souvent à peine plus hautes qu'un homme de taille moyenne. Notons que les constructions les plus récentes sont mieux aménagées aujourd'hui à ce point de vue.

Il y a de nombreux inconvénients à se loger dans des maisons à peine terminées, et sécher les plâtres ne se fait qu'aux dépens de la santé.

La nature du parquet est aussi à considérer : les pièces carrelées sont beaucoup plus froides que celles qui sont parquetées, mais on peut les laver et les tenir ainsi très-propres; on peut cependant tenir aussi les parquets très-propres en les frottant à la cire.

Les papiers de tenture ne sont pas indifférents, car l'industrie en a fabriqué et en fabrique encore avec des substances très-vénéneuses, telles que des composés de plomb, de cuivre et d'arsenic, auxquels on a dû attribuer des accidents très-graves d'empoisonnements, dus aux particules qui s'en étaient détachées.

VENTILATION.

L'homme, comme tous les animaux, dégage incessamment un gaz impropre à la vie, l'acide carbonique, et vicie l'atmosphère des espaces clos où il séjourne. Il y a donc nécessité de pourvoir au renouvellement de l'air dans les lieux confinés, et elle sera d'autant plus impérieuse qu'il y aura une agglomération plus considérable d'êtres. On a calculé qu'on devait recevoir huit à dix mètres cubes d'air pur par heure et par individu pour que le fonctionnement de la vie ne souffrît aucun préjudice. L'insuffisance de ventilation est fréquente et est, d'après M. le professeur Piorry, une des causes les plus communes de la fièvre typhoïde.

Il faut donc enlever tout obstacle au renouvellement de l'air : on ne devra pas s'enfermer dans d'épais rideaux pour se livrer au sommeil; on devra aussi veiller à ce que les issues de la chambre ne soient pas trop exactement fermées; il faudra aussi tenir compte de la combustion de l'oxygène par les appareils de chauffage et d'éclairage, ainsi que des exhalaisons produites par les fleurs et plantes dont nous ornons notre demeure.

Pour favoriser la ventilation, on peut installer des appareils qui laissent entrer l'air frais au fur et à mesure; profiter de ce que les cheminées, même sans feu, exercent sur l'atmosphère un tirage qui tend à expulser au dehors l'air intérieur. Mais il est un procédé bien simple et très-efficace : il consiste à ouvrir largement chaque jour, quel que soit le temps, les fenêtres, de façon à donner un libre accès à l'air. Même avec des malades on peut mettre cette pratique en usage, en ayant soin de protéger ceux-ci contre le contact immédiat de l'air froid, au moyen d'une serviette ou d'un linge dont on recouvre leur figure, tant que les fenêtres restent ouvertes. Combien de gens, au contraire, sont persuadés qu'il faut tenir hermétiquement fermées les chambres des malades, quelque chargée de mauvaises odeurs que soit l'atmosphère! Combien de gens, même bien portants, se condamnent à vivre dans un air vicié, pour ne pas risquer de perdre un peu de chaleur !

Les principaux appareils de ventilation forcée sont basés, les uns sur l'appel par un combustible brûlé directement, soit dans le bas, soit dans la partie supérieure de la cheminée; les autres sur l'appel au moyen de la vapeur envoyée directement dans la cheminée; d'autres fois on emploie des machines aspirantes, ou des moteurs refoulants, ou des ventilateurs proprement dits.

Les ventilateurs simples sont des appareils économiques, d'entretien peu coûteux; ils consistent à fixer dans un carreau une petite boîte qui renferme un axe muni de palettes obliques, qui entraînent, par leur rotation, l'air vicié de l'appartement. Ce sont les moins dispendieux, mais ils ont l'inconvénient de n'avoir qu'une action limitée.

CHAUFFAGE.

Quand l'abaissement de la température demande que nous ayons recours aux procédés artificiels de production de chaleur, nous devons prendre bien garde à ce qu'il ne se forme pas autour de nous d'émanations d'acide carbonique et surtout d'oxyde de carbone, ce dernier gaz étant un véritable poison qui ne permet plus aux globules du sang d'absorber l'oxygène. Aussi doit-on proscrire d'une manière absolue l'usage des *braseros*, qui chauffent d'ailleurs mal, et qui détermineraient de plus fréquents accidents en Espagne si les maisons de ce pays n'étaient en quelque sorte ouvertes à tous les vents. Les chaufferettes, les *gueux*, dont tant de femmes font usage sous prétexte de se maintenir les pieds chauds, ne sont pas plus sains que les braseros, et en dehors d'actions spéciales, dont nous n'avons pas à nous occuper ici, et du danger qu'ils occasionnent de mettre le feu aux vêtements, ils ont l'inconvénient de dégager des gaz irrespirables, pour ne pas dire plus.

Les modes de chauffage le plus ordinairement employés sont les cheminées, les poêles et les calorifères. Les cheminées, caractérisées par un foyer ouvert à l'intérieur et laissant apercevoir la flamme, ont l'avantage de renouveler l'air, mais elles laissent perdre une grande quantité de chaleur, et fument par certains vents. On est souvent obligé d'y adapter des *bouches de chaleur* qui déversent dans l'appartement de l'air, chauffé par son passage à travers des conduits métalliques placés en contact direct avec le foyer.

Les poêles utilisent mieux la chaleur résultant de la combustion, mais ils déterminent une sécheresse extrême de l'air ; aussi est-on obligé de placer à leur partie supérieure des vases pleins d'eau qui viennent corriger la siccité trop grande de l'atmosphère. On distingue deux sortes de poêles : les uns en faïence ou en terre, longs à s'échauffer, lents à se refroidir; les autres en fonte, qui s'échauffent rapidement, mais se refroidissent dès qu'on cesse de les alimenter; ces derniers ont en outre l'inconvénient, quand on les porte au rouge, de laisser transsuder de l'oxyde de carbone, et c'est à ce phénomène qu'on a rapporté des accidents observés à plusieurs reprises, et en particulier dans les salles d'étude d'un lycée de province.

Les cheminées-poêles laissent voir le feu, et comme elles sont placées dans l'appartement même, elles échauffent directement l'air ambiant par les parois du foyer.

Les calorifères sont des poêles destinés à échauffer de grands appartements ou des maisons entières.

Les inconvénients des appareils de chauffage sont: 1° la *fumée*, que les cheminées laissent souvent refluer et qui cause des maux de tête, de la toux et de l'irritation dans les voies pulmonaires. Les cheminées fument souvent parce qu'elles communiquent avec d'autres ou se commandent; des rideaux mobiles, placés à l'orifice, permettent d'activer le tirage en rétrécissant plus ou moins l'ouverture.

2° L'*asphyxie*, attribuée surtout à la présence de l'acide carbonique, qui est irrespirable, mais qui est le plus souvent la conséquence de l'empoisonnement par l'oxyde de carbone. L'asphyxie résulte quelquefois de ce qu'on a fermé le tuyau des poêles sous prétexte de prévenir la déperdition de la chaleur; les gaz de la combustion ne pouvant sortir, restent dans l'appartement et y déterminent les accidents.

3° Les *explosions* sont un des plus grands dangers du chauffage par le gaz ou par la circulation de vapeur d'eau. Un calorifère à vapeur de l'église Saint-Sulpice a fait explosion, il y a quelques années, et a tué plusieurs personnes.

4° Le *chauffage excessif* produit la constipation, la congestion cérébrale et l'apoplexie. Il est plus dangereux que le chauffage insuffisant.

5° Les *incendies* proviennent fréquemment du voisinage trop direct avec le foyer de matériaux combustibles. Quelquefois, dans ce cas, la combustion se fait avec une extrême lenteur et est une cause d'asphyxie par le dégagement d'acide carbonique et d'oxyde de carbone. On a aussi des exemples d'incendies occasionnés par l'emploi de corps surchauffés, tels que briques ou fers à repasser, enveloppés dans des linges et placés dans un lit pour y maintenir une certaine température.

Le degré de température qu'on doit obtenir par le chauffage pour se trouver dans de bonnes conditions hygiéniques n'est pas toujours le même. Les nouveau-nés, qui se refroidissent très-facilement, demandent environ 18°; les femmes, les vieillards, les gens de cabinet et les malades ont besoin d'une température à peu près égale. Pour les adultes et pour les jeunes gens la limite de chaleur est comprise entre 12 et 18°, et cette limite ne doit pas être dépassée, car la trop grande chaleur alourdit et prédispose aux congestions.

ÉCLAIRAGE.

Diverses substances sont employées pour l'éclairage, et comme elles sont toutes brûlées pour donner de la lumière, elles déversent toutes dans l'air, pendant leur combustion, des produits qui peuvent influer sur la santé et qui agissent indépendamment de leur utilité éclairante.

Quel que soit le mode d'éclairage employé, il faut avoir soin de garantir les yeux de l'action directe de la lumière ; il faut qu'une lumière soit plutôt blanche que jaune ou rouge, plutôt faible qu'intense, et c'est cette dernière raison qui a fait rejeter la lumière électrique, la lumière par la combustion du magnésium, etc.

Les chandelles, faites de suif, fondent trop vite; aussi la combustion de la mèche est-elle incomplète et est-on obligé de les moucher souvent; elles éclairent peu, fument beaucoup, sentent mauvais, parce que la glycérine du corps gras ne brûle pas; aussi les emploie-t-on de moins en moins.

Les bougies, faites d'acide stéarique, se fondent plus lentement, ne coulent pas, ne sentent pas mauvais, et n'ont pas besoin d'être mouchées, la mèche se consumant entièrement; elles donnent plus de lumière que les chandelles.

L'huile de graines (colza), brûlée dans des lampes, donne le meilleur éclairage, surtout depuis qu'on a imaginé (procédé d'Argant) de faire arriver l'air autour de la flamme extérieurement et intérieurement, ce qui assure une combustion plus complète du corps gras.

Les huiles minérales (huiles de schiste provenant de la distillation de la houille ou de schistes bitumineux) ont une odeur forte, et donnent une lumière très-belle et blanche. Le pétrole dont on fait aussi un très-grand usage, et qui donne également une très-belle lumière, doit être bien épuré, débarrassé des huiles légères et très-inflammables qu'il contient, être lourd, par conséquent, pour qu'on puisse éviter le danger des explosions. On ne saurait trop recommander les plus grandes précautions quand on transvase ces liquides, et il est absolument essentiel de ne jamais faire cette opération dans le voisinage d'une lumière ou d'un corps enflammé ; de nombreux accidents ont été la conséquence du défaut de précautions.

L'éclairage au gaz, inventé vers 1785 par Philippe Lebon, est aujourd'hui généralement répandu, car il est très-économique, en même temps qu'il donne une lumière très-éclairante ; mais cette lumière est un peu jaune, à cause de la combustion incomplète des éléments constitutifs du gaz. Le gaz a, en outre, l'inconvénient de pouvoir produire l'asphyxie, quand il y a quelque fuite, et de causer aussi des explosions, s'il se trouve au contact d'un corps en ignition, car son mélange avec l'air est explosif :

aussi la recherche des fuites par le flambage est-elle, à juste raison, formellement interdite par les règlements de police. La lumière du gaz est vacillante, ce qui peut fatiguer la vue ; mais par l'emploi de réflecteurs, et avec la précaution de ménager un renouvellement convenable de l'air, il peut être avantageusement employé dans les ateliers, les bureaux et même les salles d'étude.

Les habitations doivent être entretenues dans le plus grand état de propreté et y porter une scrupuleuse attention est une excellente condition pour assurer la conservation de la santé. Imitons les Flamands et les Hollandais, dont la manie de nettoyage est proverbiale, mais dont le défaut, si c'en est un, est certainement plus hygiénique que l'excès opposé. Tenons nos maisons et nos meubles très-propres, et nous éviterons bien des inconvénients, sans parler des insectes (punaises) dont nous préviendrons l'apparition infaillible, dès que tout n'est pas tenu dans l'état de netteté le plus rigoureux.

CAUSES D'INSALUBRITÉ.

Le nombre des demeures insalubres est immense ; presque toutes nos maisons de paysans manquent d'ouvertures suffisantes, ont une cheminée qui donne plus de fumée que de chaleur, n'ont qu'un plancher de terre battue, manquent de caves et de greniers; elles renferment dans un espace restreint des familles entières, et sont presque toujours environnées de fumiers en décomposition et de mares croupissantes; par bonheur, la vie au grand air des champs compense ces conditions anti-hygiéniques.

Dans les villes, les règles de l'hygiène ne sont pas toujours mieux suivies et l'aménagement n'est guère plus sain; on reste exposé aux émanations putrides des latrines, des égouts, etc.

Dans un même espace, l'insalubrité sera d'autant plus grande qu'il y aura une réunion plus considérable de personnes agglomérées; il est donc essentiel de toujours proportionner le nombre des personnes à l'étendue des locaux qu'elles doivent occuper, condition qu'on néglige souvent, dans les bals et *raouts*, par exemple. Si, dans ces réunions où on entasse dix fois plus de personnes qu'il ne faudrait, où la lueur pâle des bougies témoigne de la viciation de l'air, les accidents ne sont pas plus nombreux, c'est qu'on n'y reste pas bien longtemps.

Les logements bas de plafond, surtout ceux des étages inférieurs, et à plus forte raison les sous-sols et les caves, sont malsains. Combien de personnes ont payé de rhumatismes la nécessité où le bombardement de Paris les avait mises de chercher un refuge dans leurs caves!

Il faut éviter les émanations des latrines, si souvent mal tenues et pour lesquelles la propreté la plus stricte est indispensable, fait dont beaucoup de personnes ne paraissent pas soupçonner l'importance.

Il est aussi nécessaire d'éviter les exhalaisons des puisards, les émanations pestilentielles de certaines fabriques, celles des mares, des routoirs et ne jamais laisser s'accumuler les eaux ménagères, qui ne tardent pas à devenir putrides.

CHAPITRE IV.

VÊTEMENTS.

Les vêtements, qu'il ne faut pas confondre avec la parure, qui n'est qu'un accessoire variant à l'infini avec le caprice, sont constitués par les diverses pièces de l'habillement qui recouvrent le corps, et le préservent de l'influence fâcheuse ou nuisible des modificateurs extérieurs, froid, chaud, lumière, etc. Modifiés suivant les âges, les sexes, les saisons, le temps, les vêtements sont formés de matières animales ou végétales.

Les matières animales, dont les principales sont pour nous la laine et la soie, sont moins hygrométriques, c'est-à-dire qu'elles s'imprègnent plus difficilement de l'humidité de l'air ; elles conduisent moins bien la chaleur et par conséquent sont plus propres à s'opposer à la déperdition de la chaleur animale.

Les matières végétales, lin, chanvre, coton, et surtout les deux premières, sont très-hygrométriques ; elles absorbent facilement l'humidité de l'air :

aussi sont-elles impropres à défendre le corps de l'impression pénible des changements brusques de l'état atmosphérique ; ce sont de bons conducteurs de la chaleur : aussi emprisonnent-elles moins bien la chaleur animale et garantissent-elles mal du froid.

On doit tenir compte de la texture des étoffes qui composent les vêtements ; en effet, il résulte des expériences de Rumfort que les tissus lâches conservent mieux la chaleur que les tissus serrés ; leurs fils, très-peu poreux, forment une trame, qui laisse passer la plus grande partie des exhalations cutanées, et celles qui restent s'évaporent très-lentement, grâce à leur mauvaise conductibilité calorifique : l'air interposé, étant mauvais conducteur, s'oppose à la déperdition de la chaleur animale. Les tissus serrés sont au contraire de bons conducteurs et tendent à mettre l'homme en équilibre de température avec le milieu qui l'entoure.

La couleur des tissus n'est pas indifférente non plus, comme l'ont prouvé les expériences de Stark, qui a reconnu que les couleurs claires conduisent bien la chaleur, qu'elles réfléchissent énergiquement ; les couleurs foncées, au contraire, absorbent la chaleur avec intensité : aussi les vêtements foncés sont-ils les plus chauds. Mais il est essentiel de tenir compte de l'influence qu'exercent sur la santé les matières qui ont servi à la teinture : c'est ainsi que, dans ces dernières années, on a signalé des empoisonnements causés par des robes qui devaient leur belle teinte verte à de l'arsénite de cuivre (vert de Schweinfurth), et que des accidents ont été attribués à l'emploi de la coralline qui avait été employée à teindre des chaussettes.

Les vêtements dits imperméables ont l'avantage de préserver de l'humidité extérieure, mais ils ont l'inconvénient de contrarier les fonctions de la peau en empêchant la libre évaporation de la surface cutanée; par suite, ils concentrent la chaleur et provoquent des transpirations inutiles et souvent dangereuses. Maupertuis se trompait étrangement quand il proposait d'enduire le corps d'une couche résineuse pour le soustraire aux pertes résultant de l'évaporation; l'expérience a démontré que, dans ces conditions, la mort survenait infailliblement en quelques heures.

Les vêtements ne doivent pas être trop larges, car alors l'accès de l'air le long du corps se fait trop aisément et des refroidissements peuvent en être la conséquence. Trop justes, les vêtements déterminent des congestions par suite de la gêne qu'éprouvent les organes : c'est ainsi que des cravates trop serrées prédisposent aux congestions cérébrales, que des pantalons trop justes nuisent en comprimant les intestins et l'estomac. C'est pour éviter cette compression qu'on doit recommander l'emploi des bretelles de préférence aux ceintures avec lesquelles les écoliers se sanglent outre mesure, pour maintenir leur pantalon.

La coiffure doit être légère, et assez large pour

protéger la tête et la nuque. Rien de ridicule comme le chapeau moderne, cylindre disgracieux, lourd, qui maintient le sommet de la tête dans une étuve, et qui ne protége en rien ni le cou ni les oreilles; par une singularité inexplicable, la mode, si variable ordinairement, s'obstine à conserver cette coiffure anti-hygiénique. Les bonnets de laine, bérets, fez, etc., ont l'inconvénient de déterminer la chute des cheveux.

Si notre système de coiffure laisse beaucoup à désirer, que dirons-nous de notre chaussure, faite généralement en dépit du bon sens? Une bonne chaussure doit se modeler parfaitement sur le pied, permettre le libre jeu des orteils, être forte et non perméable, mais cependant être souple: l'inobservation de ces conditions est la cause de productions épidermiques, toujours gênantes, souvent douloureuses, auxquelles on a donné les noms de *cors*, *oignons*, *œils de perdrix*, etc.

Les petits enfants se refroidissent avec une extrême facilité, d'autant plus qu'ils ne font que très-peu de mouvements : aussi faut-il les bien vêtir; mais il n'est pas nécessaire de leur faire subir les tortures du maillot, si généralement usité dans notre pays, et qui les maintient dans une immobilité presque absolue. Il faut leur donner des vêtements souples, moelleux et mauvais conducteurs de la chaleur, qui ne les entoureront que d'une manière lâche, de telle sorte que leur développement puisse se faire en toute liberté.

Lorsqu'ils auront atteint un âge un peu plus avancé, il ne sera plus nécessaire de les couvrir autant ; en effet, comme ils passent tout leur temps à jouer, et ne cessent de se mouvoir, ils se réchauffent par la mise en activité de leurs muscles. Il leur faudra alors des vêtements de laine moelleux, et assez souples pour laisser toute liberté à leurs mouvements ; la seule condition à observer, c'est que ces vêtements soient propres et secs.

L'adulte doit choisir des vêtements en rapport avec sa constitution et ses besoins, et prendre les précautions hygiéniques nécessitées par les conditions où il se trouve.

Le vieillard, comme l'enfant, a besoin de se vêtir chaudement, car il lui faut une protection efficace contre le froid, en raison du ralentissement du fonctionnement de ses organes. Il devra surtout se précautionner contre les variations de la température, auxquelles il est très-sensible.

La femme est généralement plus impressionnée par le froid que l'homme : aussi lui sera-t-il nécessaire de choisir des vêtements plus chauds, quand bien même la mode en déciderait autrement.

Suivant les saisons il faut se couvrir plus ou moins, mais il est toujours avantageux de ne pas se laisser envahir par le froid : il y a moins d'inconvénients à avoir un peu trop chaud qu'à avoir froid. Dans les saisons chaudes, il faudra donner la préférence aux vêtements de toile amples et larges, dans les saisons froides aux vêtements de laine;

dans les saisons variables, ou dans les localités qui présentent des changements brusques de température, il faut se munir de pardessus qu'on puisse endosser dès que l'air se rafraîchit ; on se trouvera mieux, dans ces conditions, de vêtements de laine légers que de ceux de toile, qui transmettent trop rapidement les variations de la température.

Du reste, il est prudent de se conformer aux habitudes générales du pays où on se trouve ; on devra donc adopter les fourrures dans les régions septentrionales, les grands chapeaux évasés et les parasols dans les pays chauds.

Les professions exercent une influence sur le choix des vêtements : c'est ainsi que les marins ont des vêtements en grosse laine et assez épais pour les préserver de l'humidité, que les verriers, les fondeurs sont presque découverts durant leur travail, etc. ; mais trop souvent les hommes négligent les précautions les plus simples pour éviter l'impression fâcheuse des contrastes de température.

Pendant la nuit, l'homme, au moins dans nos pays, se débarrasse d'une partie de ses vêtements et se met dans un lit qu'on peut considérer comme une sorte de vêtement ; les draps, qui se trouvent en contact immédiat avec la peau, doivent être changés fréquemment, car ils absorbent le produit de l'exhalation cutanée. Les couvertures en laine ou en coton seront en nombre variable, suivant les saisons et les individus ; les femmes, les enfants, les vieillards ont besoin d'être plus couverts que l'homme et que l'adulte, mais tous doivent éviter d'être trop couverts, car la perspiration devient alors trop abondante et les affaiblit. Les matelas en laine, ou mieux en crin, doivent être assez épais pour fournir un coucher doux et élastique ; ils sont de beaucoup préférables aux lits de plume, qui sont trop chauds et qui s'imprègnent trop facilement des émanations du corps. Les traversins ont l'avantage de tenir la tête élevée. Un coucher chaud et mou présente de grands inconvénients, car on y est énervé, le sommeil s'y prolonge trop, le système musculaire s'y affaiblit et la digestion devient pénible et languissante.

CHAPITRE V.

SOINS DU CORPS.

Il est indispensable de débarrasser la surface du corps des produits qui s'y sont accumulés par suite de la perspiration et du dépôt des matières tenues en suspension dans l'air, et c'est par les soins du corps qu'on permet aux fonctions de la peau de se faire convenablement. Les expériences des physiologistes l'ont démontré d'une façon péremptoire, car ils ont remarqué qu'en recouvrant le corps d'un animal d'un enduit imperméable, qui ne permettait plus le fonctionnement de la peau, ils déterminaient la mort rapide, en 8, 10 et 12 heures. Or qu'est-ce que la *crasse* qui recouvre le corps des gens malpropres, si ce n'est un commencement d'imperméabilisation de la peau? Être malpropre, c'est donc gêner l'accomplissement des fonctions de la peau et se placer dans de mauvaises conditions hygiéniques. La nécessité des soins du corps avait été si bien comprise dès les temps les plus reculés, que les ablutions ont été ordonnées par les lois religieuses; nous en avons la preuve dans les prescriptions de Moïse et de Mahomet : ce dernier veut même qu'à défaut d'eau ses sectateurs se frottent le corps avec du sable et récurent ainsi, pour ainsi dire, leur peau. A une époque plus récente, Henri IV a dit : « Je ne sais pas comment on peut se dispenser d'honnêteté et de propreté, quand il ne faut qu'un coup de chapeau pour être honnête et un verre d'eau pour être propre. »

Il faut donc faire des ablutions des mains et du visage tous les jours, et même plusieurs fois par jour; ce lavage, qui est facilité par l'emploi du savon qui détermine la dissolution des principes gras répandus sur la surface du corps, peut se faire à volonté avec une serviette ou une éponge : cette dernière, étant plus douce, vaut mieux pour les jeunes enfants. L'eau dont on fera usage, devra plutôt être froide que chaude, car une impression de fraîcheur active le fonctionnement de la peau.

Outre les ablutions quotidiennes partielles, il faut avoir fréquemment le soin de faire des ablutions générales, qu'on désigne sous le nom de *bains*.

Les bains ont été extrêmement employés par les anciens, pour lesquels ils étaient d'autant plus nécessaires qu'ils n'avaient pas, comme nous, de linge de corps; on les prenait le plus souvent dans de vastes piscines où la natation était possible, ce qui en rendait l'action encore plus salutaire.

La température des bains peut être basse, moyenne ou élevée.

Les bains froids, c'est-à-dire ayant moins de 30° à 32°, produisent des effets dus à l'abaissement de la température; le corps éprouve d'abord un spasme général, la peau se contracte, laisse saillir les glandes sébacées, se refroidit, ainsi que tout le reste de l'organisme. Le froid est-il trop longtemps prolongé, il y a frisson, puis tremblement musculaire, claquement des mâchoires, crampes, etc. La circulation diminue et se ralentit; la peau devient violacée; le sang, chassé des capillaires qui se contractent, s'accumule vers les parties internes et tend à y produire des congestions. Prolongée encore ou très-intense, l'action du froid peut déterminer la mort. Cesse-t-elle au contraire, il se fait une réaction salutaire, la peau se réchauffe, le sang tendant à revenir dans les vaisseaux capillaires qui se sont dilatés. Pris dans des limites raisonnables, les bains froids donnent force et vigueur à l'organisme entier; aussi Bacon a-t-il dit que le lavage à l'eau froide était bon pour vivre longtemps. Ceci est vrai, mais à la condition d'en faire un usage rationnel. Les bains froids doivent être proscrits chaque fois que la température de l'eau est trop basse; modérément froids, ils sont contre-indiqués pour les petits enfants et les vieillards chez lesquels la réaction serait insuffisante, aussi bien que pour les personnes atteintes d'affections éruptives, de goutte ou de rhumatismes. Il vaut mieux se plonger brusquement en entier que d'entrer peu à peu dans l'eau.

Les bains de mer, plus actifs que ceux d'eau douce,

par suite de l'action des sels qui viennent stimuler la peau, doivent être plus courts.

Les bains tièdes, dont la température est de 30° à 42°, détendent les tissus et calment le système nerveux ; ils reposent des fatigues trop grandes et donnent un sentiment de bien-être général. Ils sont surtout utiles pour la propreté, lorsqu'on les additionne d'une petite quantité de cristaux de soude (carbonate de soude) ou d'un peu d'ammoniaque ; en effet, ces corps forment avec la matière grasse cutanée un savon qui est soluble et par conséquent se répand dans l'eau, en assurant le nettoyage de la peau. Il faut éviter le refroidissement, qui survient très-aisément à la suite du bain, et par conséquent redoubler de précautions pendant l'hiver ; il est nécessaire, d'autre part, en toute saison, de ne pas se baigner avant que la digestion ne soit terminée, c'est-à-dire trois à quatre heures après le repas, sans quoi le trouble de cette fonction pourrait déterminer des accidents graves. Les bains de propreté doivent être pris au moins une fois par mois ; mais, comme la perspiration des pieds, enfermés dans des chaussures imperméables, est toujours assez abondante, il y aura grand avantage à faire un usage plus fréquent des bains de pieds ou pédiluves.

Les bains chauds, au-dessus de 32°, et surtout ceux qui sont trop chauds, irritent la peau, y appellent le sang qui lui donne bientôt une coloration rouge intense ; la circulation se précipite, la respiration est embarrassée, et si l'action du bain est prolongée, il y a menace de congestion cérébrale; de tels bains fatiguent et affaiblissent : ils doivent être évités soigneusement.

Il est pénible d'avouer que, malgré l'utilité incontestable des bains, ils ne sont employés que très-rarement par un grand nombre de personnes dans nos villes et surtout dans nos campagnes, et qu'il y a encore bon nombre de contrées où l'on en ignore l'usage.

Les affusions, dont on fait un heureux emploi en thérapeutique, sont aujourd'hui d'un usage général en Angleterre, en Russie, et tendent à se populariser chez nous; elles ont une action stimulante excellente, soit qu'on les pratique isolément, soit qu'elles soient le complément des bains.

Les frictions, faites avec une brosse douce, un linge plus ou moins rude, ou avec la main recouverte d'un gant de peau ou de crin, sont un excellent moyen de propreté, dont les Russes et les Orientaux font un emploi fréquent, lui trouvant l'avantage de favoriser les fonctions cutanées.

Les dents doivent, ainsi que la bouche, être fréquemment lavées, au moins une fois par jour; pour nettoyer les dents, il vaut mieux faire usage d'une brosse munie d'une éponge que d'une brosse en poils, qui peut user l'émail des dents; il faut savoir que presque toutes les poudres dentifrices sont nuisibles, car elles contiennent, soit des sels acides, soit des poudres très-dures dont l'action est destructive de l'émail.

Les ongles doivent être tenus dans un grand état de propreté et débarrassés des dépôts de matières étrangères qui s'introduisent entre la peau et leur partie libre ; on doit les couper de manière qu'ils ne soient ni trop longs ni trop courts.

Il n'est pas moins nécessaire de nettoyer avec le plus grand soin les oreilles, dont le conduit pourrait être obstrué, aux dépens de l'audition, par l'accumulation de la matière grasse ou *cérumen*. Il est essentiel de surveiller avec la plus grande attention les enfants, qui ont assez souvent la fâcheuse manie d'introduire dans le conduit auditif des corps étrangers, tels que noyaux, dont l'extraction est souvent très-difficile, quelquefois impossible.

Les cheveux doivent être tenus un peu courts, et être bien peignés et bien brossés chaque jour ; car s'ils ne sont pas tenus très-proprement, il s'y développe certains insectes parasites, les poux, qui ne sont jamais utiles, bien qu'il y ait une croyance populaire qu'ils sont un signe de santé. Au lieu de couvrir la chevelure de corps gras, qui font la base de toutes les pommades, il vaut mieux faire des lotions savonneuses, qui ont l'avantage de très-bien nettoyer la tête. Partout où un certain nombre de personnes vivent en commun, il est du plus haut intérêt de surveiller de près leur chevelure, car les maladies du cuir chevelu sont fréquemment contagieuses et se propagent avec la plus grande facilité.

La barbe ne doit pas être l'objet de moins de soins, et il est indispensable, pour les personnes qui la portent entière, de la laver tous les jours scrupuleusement.

Les cosmétiques, destinés à conserver ses qualités à l'enveloppe cutanée, ou à en restaurer les altérations, et dont la parfumerie a, depuis la plus haute antiquité, inventé un nombre considérable, sont, pour la plupart, plus nuisibles qu'utiles ; beaucoup sont dangereux, car ils renferment des substances minérales, telles que des sels de plomb, de mercure, etc. Beaucoup, sous prétexte de

> Réparer des ans l'irréparable outrage,

ne servent qu'à plâtrer la peau et à la mastiquer, et par conséquent en gênent le fonctionnement. On peut dire que ces produits sont surtout usités aux époques de décadence.

Le savon agit par son alcali, qui rend solubles les matières grasses exsudées par la peau, dissout la couche externe de l'épiderme, qui est remplacée par d'autres couches de nouvelle formation : aussi, quand on a soin de le choisir moyennement alcalin, le savon est-il un adjuvant précieux des ablutions, dans les cas surtout où les circonstances de la vie sont cause du dépôt de beaucoup d'impuretés sur la peau. Les savons, mélangés de poussières dures, de ponce par exemple, ne peuvent être employés que par les personnes dont l'épiderme a été très-épaissi par de rudes travaux.

Les onctions huileuses étaient d'un usage habituel chez les anciens Grecs et Romains en vue de diminuer la perspiration et d'assouplir la peau : elles ne sont plus guère employées aujourd'hui que par les nègres de l'Afrique Centrale, qui cherchent ainsi à éviter une trop grande dépense par la sueur, et par les peuples des régions arctiques, qui se graissent pour garantir la peau de l'action du froid intense ; mais ces corps gras, en se rancissant, déterminent des inflammations très-rebelles de la peau.

CHAPITRE VI.

MALADIES ENDÉMIQUES, ÉPIDÉMIQUES ET CONTAGIEUSES.

ENDÉMIES.

On donne ce nom aux maladies particulières à certaines localités. Autrefois plus nombreuses, ces maladies ont disparu en partie par les progrès de la civilisation et de l'hygiène : nous trouvons encore en France la scrofule, la phthisie, la fièvre typhoïde, la fièvre intermittente et le goître.

La fièvre intermittente est propre aux pays de marais, tels que les environs de Rochefort, la Sologne, la Bresse, et est due à la production dans les eaux stagnantes de petits organismes que l'air transporte jusque dans l'économie, où ils déterminent des accidents remarquables par leur périodicité. Le meilleur moyen de détruire la fièvre intermittente est de faire disparaître les marais, à l'existence desquels elle est liée intimement : la

Bresse, autrefois salubre et populeuse, n'est devenue ce qu'elle est aujourd'hui que depuis l'introduction de la culture par étangs périodiquement desséchés.

Le goître et le crétinisme, qui l'accompagnait souvent, régnaient autrefois dans un certain nombre de pays de montagnes; on les y observe encore aujourd'hui, mais les progrès de l'hygiène tendent à les faire disparaître.

ÉPIDÉMIES.

Ce sont des maladies qui règnent passagèrement sur tout un pays. Nous en avons deux surtout en France : la variole, qui a été importée par les Sarrasins et à laquelle on oppose avec succès la vaccine; le choléra, endémique dans son pays d'origine, les bords du Gange, et qui, devenant épidémique, a fait à plusieurs reprises des incursions jusqu'en Europe et en France.

Les précautions à prendre, autant que possible, en cas d'épidémie, sont les suivantes : éviter de séjourner dans le foyer épidémique, surtout s'il est intense et si on n'a pas une santé robuste; éviter les excès de toutes sortes, qui sont toujours une cause d'affaiblissement; les émotions morales, tristes, la peur sont de mauvaises conditions; avoir une nourriture saine et plus tonique que d'habitude; maintenir le cours du ventre libre, mais en prenant garde de provoquer la diarrhée (en général, le mieux est de ne pas apporter de modifications à son régime). Les ablutions fréquentes sont très-utiles. Il faut éviter les causes d'infection soit par des matières organiques en décomposition, soit surtout par les déjections et les cadavres, qui sont des agents puissants de propagation de l'épidémie. On désinfectera les fosses d'aisance au moyen du sulfate de fer ou vitriol vert, qui fixe l'ammoniaque et détruit l'hydrogène sulfuré. On aura soin de placer dans les habitations des solutions d'acide phénique, dont les vapeurs agissent, soit en arrêtant l'action des miasmes, soit en prévenant leur formation; on se trouvera bien aussi de faire des lotions d'eau phéniquée ou des fumigations de cet acide. Il est aussi essentiel de maintenir une ventilation parfaite dans les habitations.

VIRUS ET MALADIES CONTAGIEUSES.

Dans un certain nombre de circonstances, l'homme ou les animaux sont atteints de maladies particulières qui, sous des conditions données, peuvent être transmises soit à leur propre espèce, soit à des espèces différentes, transmission qui s'opère au moyen de certains agents, *virus*, qui reproduisent dans l'économie avec laquelle ils sont en contact, la maladie qui leur a donné naissance. Leur nature est encore assez mal connue, mais il est certaines précautions générales que nous croyons devoir donner ici en vue des accidents contre lesquels chacun doit savoir se prémunir.

La *rage*, qui a pour cause déterminante un virus contenu dans la salive de l'animal enragé, prend naissance le plus souvent chez un animal carnivore; mais l'introduction du liquide virulent sous l'épiderme de la peau en détermine le développement soit chez l'homme, soit chez les animaux herbivores, aussi bien que chez les carnivores. Contre cette terrible maladie il n'y a d'autres moyens de préservation que l'abatage de l'animal enragé ou même simplement soupçonné de l'être, et la cautérisation énergique (par le fer rouge ou les caustiques) de toute plaie ou morsure qui a pu être en contact avec la salive d'un animal malade ou suspect.

Le *cowpox* de la vache inoculé à l'homme y détermine la vaccine, qui devient alors transmissible de l'homme à l'homme, et on sait que cette inoculation a pour effet de préserver les individus de la variole, au moins pour un certain temps. Il y a donc utilité très-grande de ne pas négliger de vacciner toute la population, d'autant plus qu'on évite ainsi la production d'une maladie, qui devient souvent épidémique et peut exercer de cruels ravages. La nécessité des revaccinations paraît aujourd'hui absolument démontrée, et leur efficacité restât elle encore douteuse, devra-t-on hésiter quand ces petites opérations peuvent avoir une si heureuse conséquence lorsqu'elles réussissent, et n'ont aucun inconvénient si elles échouent?

La *morve* et le *farcin* sont des maladies virulentes du cheval qui sont transmissibles à l'homme, sur lesquelles l'attention doit se tenir éveillée, et dont on devra prévenir la propagation par l'abatage, ou tout au moins par l'isolement et la séquestration des animaux reconnus malades.

Les affections charbonneuses, qui peuvent se propager par le simple contact de débris des animaux, ne devront pas être négligées non plus : des cautérisations profondes, dès qu'on reconnaît le dépôt de pus charbonneux; l'abatage des animaux atteints et leur enfouissement immédiat et complet, telles sont les précautions qu'il faut prendre avec le plus grand soin.

Il est bon aussi de faire attention à un certain nombre de maladies contagieuses. Les unes sont dues au développement de parasites animaux, comme la gale, qui résulte de la présence et de la multiplication d'un arachnide, le sarcopte. Les autres ont une origine végétale, comme la teigne, qui résulte du développement d'un champignon dans le cuir chevelu.

CHAPITRE VII.

ALIMENTATION.

ALIMENTS.

Le fonctionnement des organes les use, et les pertes qu'ils éprouvent sont réparées par l'afflux continuel du sang qui vient les baigner en se renouvelant incessamment sous l'impulsion du cœur; les aliments viennent à leur tour redonner au liquide vivifiant les matériaux qu'il a perdus. Les aliments sont d'une absolue nécessité, car c'est grâce aux modifications qu'ils éprouvent dans l'économie que la vie se maintient, le corps étant nourri et sa température maintenue; mais il est nécessaire pour la santé de prendre garde à leur qualité et à leur emploi, étude qui rentre dans les attributions de l'hygiéniste ; celui-ci doit aussi insister sur l'importance que présente, par une bonne nutrition, la précaution de varier autant que possible les diverses sortes d'aliments. En effet, l'observation a démontré que l'usage exclusif d'un seul aliment simple ne permettait pas longtemps le fonctionnement régulier des organes de l'homme et des animaux.

D'après leur origine les aliments peuvent être groupés en *aliments animaux*, *végétaux* et *minéraux :* ces derniers, qui sont le plus souvent absorbés en nature sous forme de condiments, font le plus ordinairement partie intégrante des deux premiers groupes et se trouvent introduits dans l'économie en quelque sorte sans que nous en ayons conscience. Faisons cependant une exception pour l'eau, qui est indispensable et qui constitue près des deux tiers du poids de notre corps ; sans elle, nos fonctions digestives s'accompliraient mal, et certains produits inutiles ou nuisibles à l'organisme ne seraient pas expulsés.

Les aliments animaux sont nombreux, et leur énumération complète, bien qu'elle puisse nous fournir des détails du plus haut intérêt, formerait une liste trop longue pour que nous puissions tenter de la faire ici, et nous nous bornerons seulement à signaler les plus usuels.

En première ligne nous indiquerons la *chair* ou *viande*, constituée par le tissu musculaire, qui, suivant qu'elle est plus ou moins colorée, est dite viande noire (celle du chevreuil, du lièvre), viande rouge (celle du bœuf et du mouton), et viande blanche (celle du veau, et en général des animaux jeunes). Dans le premier groupe se rangent les chairs les plus chargées de matières extractives, sapides, odorantes, riches en corpuscules sanguins et en fibrine; dans le second, dont nous faisons surtout usage, au moins en Europe, la richesse est moindre, mais bien plus marquée que dans le troisième groupe, qui contient des viandes plus aqueuses et moins digestibles.

Le bœuf et le mouton, surtout quand ils ne sont pas trop avancés en âge, fournissent à l'alimentation une chair tonique, fortifiante, de digestion facile, qui, sous le nom de viande de boucherie, forme, avec le pain, la base de notre alimentation. Cette chair, dont la délicatesse varie suivant les parties du corps qui l'ont fournie, est beaucoup plus digestible ou plus nutritive que divers organes qui servent aussi à la nutrition, tels que le foie, les rognons, la cervelle, etc.

La viande de porc est nutritive, mais quelquefois elle est de digestion difficile, surtout à l'état frais; salée et plus ou moins modifiée par l'adjonction de condiments, elle est du domaine de la charcuterie, dont les produits sont en général lourds et indigestes. Il est nécessaire de soumettre cette chair à une cuisson suffisamment prolongée, pour éviter que les cysticerques (parasites qui se trouvent fréquemment chez les porcs), introduits dans le tube digestif de l'homme, et qui n'auraient pas été détruits par une coction suffisante, ne s'y développent et ne se transforment en ténia, vulgairement nommé ver solitaire. On sait que cette affection se montre fréquemment dans les pays où l'on consomme habituellement des viandes à peine cuites ou seulement soumises à un boucanage incomplet.

On peut aussi faire usage de la viande de cheval, que l'expérience a démontrée être saine et nutritive, et qui a l'avantage de pouvoir contribuer, en raison de son prix peu élevé, à la nourriture des classes pauvres. Pendant le siége de Paris (1870-71), la population tout entière a été obligée de se nourrir exclusivement de cette viande, et aucun inconvénient n'en est résulté pour la santé publique, malgré les conditions défavorables où se trouvaient les animaux destinés à l'alimentation. Si la viande de cheval ne s'est pas vulgarisée, comme cela aurait dû être, cela tient à divers préjugés; les uns ont accusé à tort la viande de cheval de donner au corps du consommateur une odeur repoussante; d'autres ont pensé que la consommation de ces animaux permettrait à des bouchers, insoucieux de la santé publique, de débiter des chevaux atteints de morve ou de farcin; mais, outre qu'il est loin d'être démontré que la chair cuite des chevaux farcineux ou morveux puisse, étant ingérée, causer des accidents chez l'homme, il n'est pas plus difficile de soumettre les chevaux destinés à l'abatage à une inspection sévère, qu'il ne l'est de le faire pour les autres animaux ou pour les champignons. On comprenait l'interdiction de la viande de cheval imposée autrefois aux hommes récemment convertis au christianisme, pour leur faire oublier jusqu'au souvenir des sacrifices faits aux faux dieux, dont ils venaient de déserter les autels; mais aujourd'hui il y a avantage à ne pas laisser perdre des millions de kilogrammes de chair, qui seraient utilement mis à profit pour nourrir nombre d'hommes qui, sans cela, seraient privés de viande, c'est-à-dire d'un aliment des plus nutritifs.

Les animaux sauvages, tels que le chevreuil, le daim, le lièvre, etc., fournissent à l'alimentation leur chair, en général de couleur noire et très-riche en principes nutritifs; aussi est-elle souvent de digestion assez difficile.

La viande doit être consommée fraîche; on reconnaît qu'elle est *passée* à ce que sa surface molle laisse suinter de la sérosité, dégage une odeur ammoniacale, se réduit en pulpe sous le doigt, etc. Outre qu'elle devient impropre à l'alimentation, la viande putréfiée peut occasionner, par son contact direct, des accidents mortels, tels que ceux du charbon. Il y a certains cas cependant où, par une sorte de perversion du goût, on recherche certaines viandes *faisandées*, c'est-à-dire ayant déjà subi un commencement de putréfaction.

Parmi les oiseaux, les uns ont la chair noire, comme les cailles, d'autres la chair rouge, comme les perdrix, d'autres enfin la chair blanche, comme les poulets et les dindons; aussi ne serons-nous pas étonné de voir que leur digestibilité varie beaucoup. Certains oiseaux, tels que les oies, les canards et en général les oiseaux d'eau, sont plus ou moins imprégnés de matières grasses, qui en rendent la digestion plus ou moins laborieuse.

Les poissons fournissent une chair de digestion facile, au moins pour les espèces où elle n'est pas chargée de principes gras : il est essentiel de manger le poisson très-frais, car sa chair se putréfie très-vite et peut alors occasionner des accidents. Il faut aussi s'abstenir des œufs du barbeau et du brochet, qui déterminent des phénomènes d'empoisonnement, tandis que ceux de la carpe et de la perche sont très-estimés. La chair des poissons est en général peu nourrissante, légère, et par conséquent elle convient souvent pour les malades.

Les huîtres fournissent également un aliment très-léger, peu nourrissant en raison de la faible proportion de matières solides qu'elles renferment; aussi quelques personnes peuvent-elles sans inconvénient en absorber une grande quantité. Elles déterminent quelquefois des accidents, que l'on a rapportés à tort à ce que ces mollusques se seraient imprégnés de cuivre sur des minerais ou sur le doublage des navires, mais qui paraissent plutôt dus à ce qu'on les avait recueillis au moment de leur reproduction ou à ce qu'ils auraient mangé du frai d'animaux inférieurs : le meilleur remède est de boire une certaine dose d'un vin alcoolique, ou même d'eau-de-vie, qui fait disparaître promptement le malaise.

Les moules, qu'on peut appeler les huîtres du

pauvre, servent aussi fréquemment pour l'alimentation et peuvent occasionner des empoisonnements analogues à ceux déterminés par l'huitre ; ils réclament le même traitement.

Les œufs des diverses espèces d'oiseaux, et principalement ceux de la poule, tiennent une grande place dans l'alimentation, aussi bien de l'habitant des villes que des campagnards : ils constituent un aliment nourrissant, qui convient parfaitement aux femmes, aux enfants, aux convalescents, et est d'autant meilleur que les œufs sont plus frais. On les accuse quelquefois, dans le monde, d'être échauffants, parce qu'étant éminemment digestibles, ils ne donnent que peu de produits devant être expulsés après la digestion. Les œufs de cane, d'oie, de dindon sont plus réfractaires à la digestion que ceux de poule.

On conserve souvent les œufs dans un lait de chaux, qui, en empêchant l'évaporation trop rapide de leur contenu, en prévient l'altération : on dit que par ce moyen les coquilles se fendillent plus rapidement à la cuisson ; on peut employer aussi d'autres procédés de conservation, tels que le vernissage des coquilles au moyen d'enduits qui les rendent imperméables.

Le lait, liquide blanc, de saveur agréable, est le premier aliment de l'enfant, aux besoins duquel il suffit complétement, tant que ses organes digestifs n'ont pas acquis une organisation assez puissante pour élaborer des matières moins digestibles. Il renferme, d'une manière générale, une matière grasse en suspension qui constituera le beurre, une matière sucrée, la lactine, et un corps complexe azoté, la caséine, avec laquelle l'homme fabrique des fromages. Différent suivant les diverses espèces animales qui le fournissent, il est aussi modifié par des causes nombreuses, l'âge de l'animal, son mode de nourriture, l'époque de la traite, etc. Abandonné à lui-même, il devient acide, et la précipitation de la caséine le transforme en lait caillé, souvent usité comme aliment; on prévient cette coagulation en ajoutant au liquide une petite quantité de bicarbonate de soude qui empêche l'acidification par la décomposition de la lactine en acide lactique.

Fréquemment le lait est l'objet de falsifications, dont la plus innocente consiste à l'étendre d'une quantité plus ou moins considérable d'eau, fraude qu'on décèle facilement en vérifiant la densité du liquide , ou par l'emploi de divers instruments particuliers; il arrive fréquemment aussi que le lait parvient au consommateur privé d'une partie de la crème et par conséquent moins riche en parties butyreuses.

Les légumes , c'est-à-dire toutes les plantes qu'on emploie, soit en partie, soit en totalité, sont des fruits, des fleurs, des semences, des racines, des herbes, dont l'action sur le tube digestif n'est pas toujours la même, en raison même de la grande différence des éléments qui les constituent. Un certain nombre (pommes de terre, haricots, lentilles, châtaignes) sont plus ou moins chargés de fécule, et leur digestion se fait en partie par l'action de la salive, en partie par celle du pancréas, qui transforment la matière amylacée en sucre et en glucose et la rendent ainsi facile à absorber. Dans ce grand groupe nous comprendrons les céréales, telles que le riz, qui est la base presque exclusive de l'alimentation de plusieurs peuples orientaux; le blé, que nous employons surtout sous forme de pain; tous les légumes féculents, dont l'usage exagéré a l'inconvénient de pousser à l'obésité : aussi sont-ils interdits dans le système Banting. Ils viennent varier l'alimentation animale, mais ils sont insuffisants pour nourrir l'homme, quand on les mange seuls.

Les légumes verts, tels que les salades, les épinards, les carottes, etc., sont moins nutritifs encore que les légumes féculents, mais ils sont utiles pour varier l'alimentation et prévenir les effets échauffants de l'usage exclusif des viandes.

Les fruits, peu nutritifs par eux-mêmes, contribuent aussi à varier l'alimentation; séjournant peu dans le tube digestif, surtout à l'état frais, ils ne sont guère nuisibles que si on en fait une consommation exagérée et surtout si on les mange non mûrs, cause fréquente de diarrhées et dysenteries. Les matières constituantes des fruits étant très-variées, leur digestibilité varie beaucoup aussi; parmi ceux qui sont de digestion facile, nous citerons les raisins, les pommes, les oranges, etc.; les figues, les noix, les prunes, les dattes, sont au contraire d'assez difficile digestion.

Les matières grasses, qui peuvent être d'origine animale, comme la graisse, le lard, le beurre, etc., ou de provenance végétale, comme les huiles d'olive, de noix, d'œillette, de faîne, etc., sont toujours de digestion difficile, déterminent des rapports gazeux et odorants, de l'embarras gastrique, et lorsqu'elles sont rancies ou ont subi un commencement de décomposition par la chaleur, elles acquièrent des propriétés irritantes. Comme les matières grasses attaquent facilement les métaux, tels que le cuivre et le plomb, pour former des combinaisons vénéneuses, il est essentiel de tenir la main de la façon la plus stricte à ce que tous les ustensiles qui servent à la coction des aliments, soient toujours dans l'état de propreté le plus parfait.

Le chocolat, qu'on doit rapprocher des matières grasses, puisqu'il renferme moitié de son poids de beurre, est un aliment précieux, soit cru, soit cuit, car il contient un tiers de matières albuminoïdes et est presque toujours additionné d'une certaine quantité de sucre, ce qui en fait un aliment complet. Préconisée par Brillat-Savarin, cette boisson convient aux estomacs faibles et délabrés, aux valétudinaires et aux gens sédentaires, surtout si elle a été *moussée* dans la chocolatière, ce qui la rend plus légère. Le chocolat est très-fréquemment adultéré.

Les champignons, dont le goût est apprécié de beaucoup de personnes, sont généralement d'une digestion assez difficile, ainsi que la truffe, qui jouit d'une renommée justement méritée pour son parfum exquis; à cet inconvénient, il faut ajouter les propriétés vénéneuses dont sont douées plusieurs espèces. Il est quelquefois très-difficile de distinguer les espèces dangereuses de celles qui sont inoffensives; de là de fréquents empoisonnements, et la nécessité d'apporter la plus grande attention dans le choix de ces végétaux.

Un certain nombre d'aliments sont ingérés par l'homme tels que la nature les lui fournit, mais le plus souvent il leur fait subir certaines préparations, dont le nombre est infini, mais qui, pour la plupart, si elles satisfont la sensualité, n'en sont pas moins contraires aux prescriptions les plus élémentaires de l'hygiène, et l'on est en droit d'affirmer que l'art des cuisiniers est trop souvent une cause de maladies.

Pour cuire les aliments, on fait usage du feu nu pour rôtir et griller les viandes, ce qui donne un produit savoureux, substantiel, excitant, qui renferme tous les principes actifs de la viande. En vase clos, sans eau, *à l'étuvée*, comme disent les cuisiniers, la viande conserve encore ses principes nutritifs et excitants; en vase clos et avec de l'eau, elle donne le *bouillon*, chargé de principes nutritifs solubles, qui forme un bon aliment, plus riche s'il provient de la chair d'un animal adulte que de celle d'un jeune, d'un mammifère que d'un oiseau (poulet) ou d'un amphibien (grenouille), mais qui donne une viande plus ou moins dénaturée et moins nutritive. Employé avec la graisse ou l'huile pour intermédiaire, le feu donne les fritures et les *roux*, préparations très-sapides, mais qui souvent sont difficiles à digérer.

Le beurre, ou matière grasse retirée du lait par un battage suffisamment prolongé, est un aliment sain et agréable, qui devient laxatif quand on en use immodérément et qu'on utilise surtout comme assaisonnement. Il est souvent falsifié et présente également des altérations spontanées, telles que le rancissement, qu'on peut retarder par la fusion ou par le mélange avec du sel.

Le fromage résulte de la coagulation du caséum du lait, qu'on sépare du sérum. Ses différentes variétés peuvent se réduire à trois groupes : le fromage frais et doux, qui présente réunies les qualités du caséum et de la crème, et est un aliment agréable, rafraîchissant et facile à digérer ; le fromage salé, n'ayant subi aucune fermentation et que la présence du sel rend plus digestible ; le fromage *fait* ou fermenté, qui doit à la présence de produits ammoniacaux ses propriétés excitantes, mais facile à digérer, surtout s'il est très-gras : le fromage fait ne doit pas avoir dépassé un certain degré de fermentation, car au-delà il irrite souvent la muqueuse de la bouche, surtout s'il est pris en certaine quantité.

Les légumes cuits subissent aussi un grand nombre de préparations diverses, qui corrigent certaines de leurs propriétés désagréables, ou en atténuent certaines autres qui pourraient préjudicier à la santé (le *blanchiment*, par exemple).

Le pain est la préparation la plus usuelle qu'on fasse subir aux produits des céréales, et qui nous offre réunis les principes hydrocarbonés et azotés, par le gluten et l'amidon qu'il renferme. Fait avec la farine du blé ou quelquefois avec celle du seigle, de l'orge ou du méteil (mélange de blé et de seigle), le pain est le résultat de la cuisson d'une pâte faite avec de l'eau et de la farine, et à laquelle on fait subir une certaine fermentation par l'adjonction de levain; on le chauffe par rayonnement à une température assez élevée, et on y distingue la croûte, partie extérieure plus ou moins rissolée et unie, et la mie, partie intérieure, rendue poreuse par l'évaporation et la dilatation des gaz qu'emprisonne le gluten. Le pain ainsi modifié par la chaleur qui arrête la fermentation, doit ses propriétés nutritives principales au gluten, et en partie à la fécule plus ou moins gonflée. Si la pâte n'a pas été assez cuite, le pain s'altère rapidement par la production de champignons inférieurs. Cette altération se produit souvent aussi quand on a laissé dans la farine une trop grande proportion de son, qui a la propriété d'absorber beaucoup d'eau. Il est important de ne pas employer de farine provenant de graines qui ont été attaquées par l'*ergot*, car le pain qui en provient peut déterminer des phénomènes de gangrène des membres, dus au ralentissement de la circulation par le principe actif de ce champignon. Le pain est souvent adultéré avec des matières étrangères, dont quelques-unes peuvent exercer une influence fâcheuse sur l'économie, telles que l'alun et surtout le sulfate de cuivre. Le carbonate d'ammoniaque qu'on ajoute quelquefois à la pâte pour la faire *lever* davantage et avoir un pain plus blanc, n'a pas de grands inconvénients, car il s'évapore presque complétement pendant la cuisson. Le sel marin, en trop grande quantité, raffermit la pâte et rend le pain plus pesant en retenant une plus grande proportion d'eau; quelquefois on mêle à la farine de la farine de fèves ou des fécules, ce qui donne un pain plus compacte et de digestion plus difficile.

Les condiments sont des matières animales (crème, beurre, graisse, jaune d'œuf), végétales (sucre, huile, poivre, moutarde, etc.) ou minérales (sel), qui ont pour utilité de stimuler les fonctions digestives et de favoriser leur accomplissement; mais il est bon de n'en user qu'avec modération, car leur excès est très-préjudiciable à la santé. Le condiment le plus ordinairement employé est le sel, dont l'homme fait usage dans toutes les parties du monde et dont il ne peut se passer. Les peuples sauvages qui n'usent pas de sel en nature, le retrouvent dissimulé dans leurs aliments habituels, comme le prouve l'observation de Livingstone, que la privation de viande est insupportable pour les naturels de l'Afrique Centrale, à moins qu'ils ne puissent se procurer une petite quantité de sel. Un fait qui prouve l'importance du sel, c'est que ce condiment compte parmi les présents les plus précieux que les voyageurs, dans l'intérieur de l'Afrique, puissent offrir aux souverains de ces régions.

CONSERVES ALIMENTAIRES.

D'une manière générale, on peut dire que les aliments conservés sont inférieurs aux aliments frais ; mais ils n'en ont pas moins une utilité incontestable, et presque partout l'homme a la prudence de se faire des réserves de nourriture pour des temps ultérieurs, quelquefois rapprochés, quelquefois très-éloignés, et, pour conserver ainsi des aliments, il a recours à divers procédés que nous allons rapidement passer en revue.

La salaison, dont les inconvénients ont été très-exagérés, surtout si on n'en fait pas un usage immodéré et exclusif, altère les propriétés de la viande, car la saumure qui se forme, entraîne une partie des principes nécessaires à sa constitution. La viande salée sera donc plus sèche, et se conservera plus longtemps en vertu de la propriété antiseptique incontestable du sel ; mais elle offrira toujours une certaine âcreté qu'il sera bon d'adoucir par l'adjonction de végétaux.

La cuisson, dans la graisse ou dans l'huile, est aussi employée pour la conservation de diverses substances alimentaires, les *confits* d'oie du Midi, les sardines, le thon, etc.

La dessiccation, soit seule, soit accompagnée de l'action de la fumée (boucanage), est aussi un procédé de conservation. C'est ainsi que, dans l'Amérique Méridionale et dans le centre de l'Afrique, on coupe en lanières minces la chair des bœufs ou de la venaison, pour la faire dessécher au soleil ou par l'action du feu, et que cette viande, *tassajo*, *charqui*, *biltongue*, sert à la nourriture des nègres, des voyageurs et des chasseurs. Dans nos pays civilisés, nous conservons, par un procédé analogue, diverses parties des animaux, les jambons, les harengs saurs, etc., mais presque toujours elles ont subi un certain degré de salaison. Nous employons aussi quelquefois la dessiccation seule pour la conservation de certains aliments végétaux.

Le froid est aussi fréquemment mis à profit pour conserver les aliments, le poisson par exemple, et c'est par son emploi que les habitants des régions du Nord préservent de la corruption les provisions qui doivent servir à leur nourriture pendant leur hiver prolongé. C'est par une intelligente application de la congélation qu'on a pu fournir, dans ces dernières années, le marché de Paris, de gibier provenant de la Russie, et qui n'avait rien perdu de ses qualités.

Le procédé Appert, que nous appliquons fréquemment, consiste à supprimer l'action de l'air, en enfermant les substances dans des flacons à large goulot, ou dans des boîtes de ferblanc, qu'on chauffe au bain-marie, à une température de 80° à 100°, pendant un quart d'heure, pour chasser l'air, puis qu'on clôt hermétiquement avec du goudron ou une soudure métallique. Ce procédé excellent permet d'approvisionner nos navires pour les plus longs voyages, quelles que soient les régions qu'ils aient à visiter.

L'élévation de la température peut aussi devenir un moyen de conservation, et tout le monde sait que la cuisson retarde la décomposition des aliments.

On peut aussi conserver pendant quelques jours la viande en la saupoudrant de poussière de charbon en couches un peu épaisses, ou en la trempant dans du lait caillé ; mais ce dernier procédé ne donne pas d'aussi bons résultats.

ALTÉRATIONS ET FALSIFICATIONS DES ALIMENTS.

Les altérations que les aliments peuvent subir sont nombreuses, et il faut y prendre bien garde, car elles ont toutes une action nuisible sur la santé ; nous en avons signalé les principales, en faisant l'énumération des aliments les plus communément employés.

Certaines circonstances extérieures peuvent aussi

dénaturer les aliments et leur communiquer des propriétés malfaisantes : c'est ainsi qu'il n'est malheureusement pas rare de constater des empoisonnements résultant de l'emploi de vases de cuisine malpropres et mal étamés ; que du plomb, ayant servi au lavage des bouteilles et qui y est resté par mégarde, peut se carbonater au contact du vin et rendre la liqueur toxique.

RÉGIME ALIMENTAIRE.

Le régime alimentaire, qui doit être suffisamment substantiel, varie avec l'âge ; les enfants ont besoin en hiver de consommer une plus grande quantité de matières grasses, ce qui leur permet de mieux résister à l'influence du froid, et les vieillards doivent se nourrir avec la plus grande sobriété, pour éviter l'influence pernicieuse d'une alimentation trop riche, qui déterminerait chez eux des congestions.

La qualité des aliments doit être prise en sérieuse considération, car elle a une influence très-marquée sur la santé ; c'est ainsi qu'il faut ne pas faire un trop grand usage des pâtisseries, en général toutes plus ou moins indigestes, que les fruits ne doivent pas être mangés avant leur maturité, à moins qu'on ne les fasse cuire, etc. Le régime gras est beaucoup plus hygiénique que le maigre, composé surtout de matières peu nourissantes ;

le mieux cependant est de les associer l'un à l'autre.

Bien qu'il ne soit pas possible de spécifier, dans un travail qui ne peut embrasser que les généralités de l'hygiène, la quantité des aliments nécessaires aux divers individus, nous pouvons cependant donner comme règle que cette quantité, qui variera suivant les individus, leur âge, leur tempérament, doit être suffisante, modérée plutôt que trop abondante. Il est essentiel de répartir en plusieurs fois suffisamment espacées la somme d'aliments : par ce fractionnement, les organes digestifs sont moins fatigués, on assure une meilleure élaboration et, par suite, la santé. Il vaut mieux se maintenir dans une sage modération ; les gens sobres se portent mieux que les gloutons. Les matières alibiles devront présenter une certaine variété, ce qui aura deux avantages : ne pas déterminer le dégoût et l'inappétence qui résultent de la fréquence trop grande d'un même aliment, et éviter les désordres qui peuvent se manifester par une alimentation identique prolongée. Il faut aussi avoir soin d'ingérer des aliments qui ne soient pas complétement assimilables, car il n'est pas bon que le tube digestif ne soit pas traversé dans tout son parcours par des matières excrémentitielles.

La régularité des repas, quel qu'en soit le nombre, plus ou moins espacés, suivant la digestibilité des aliments et suivant les âges, est une condition excellente de santé pour tous, mais pour les enfants et les adolescents principalement.

Il est bon aussi de veiller à la régularité de l'expulsion des produits, liquides et solides, qui sont la conséquence de la digestion; des malaises, souvent même des maladies graves, peuvent être la conséquence de la négligence à tenir compte de cette règle : il est donc utile de se tenir le *ventre libre*, par une association raisonnée des aliments de diverse nature.

APPROPRIATION AUX AGES.

Variable avec l'âge, le tempérament, l'état de santé ou de maladie, le régime alimentaire peut être indiqué d'une manière générale pour ces diverses conditions.

L'enfant réclame une nourriture douce, non irritante, de facile digestion, et par conséquent ne doit faire usage ni de café ni de liqueurs; pour lui surtout, les repas doivent être nombreux et légers, et il faut veiller avec soin à ce qu'il mastique convenablement; car, s'ils sont mal ou imparfaitement mâchés, les aliments ne seront plus digérés que difficilement.

L'adolescent pourra recevoir des aliments plus difficiles à digérer; il devra les essayer successivement; mais on ne doit pas oublier que quelques individus ont une répulsion invincible pour certaines matières nutritives, le fromage par exemple; les aliments échauffants, les alcooliques, ne peuvent que lui être nuisibles.

L'adulte peut manger de tout, sous certaines réserves de constitution, de santé, de manière de vivre.

Le vieillard doit choisir des aliments, surtout les viandes, très-assimilables et faciles à digérer, faciles à broyer, en quantité modérée; l'abondance de nourriture lui est plutôt nuisible. Un peu de vin généreux, ce lait des vieillards, facilitera sa digestion.

Au malade, ou, pour mieux dire, au convalescent, nous recommanderons la plus grande prudence dans son alimentation : qu'il suive scrupuleusement, sans les outrepasser, les prescriptions de son médecin. Que de fois, pour ne s'être pas tenus dans les limites qui leur avaient été indiquées, n'avons-nous pas vu des malades payer de leur vie, ou tout au moins d'une rechute, leur désobéissance. Que le convalescent sache donc résister aux sollicitations d'une faim trompeuse.

Suivant le tempérament, nous conseillerons une alimentation différente. Le sujet lymphatique a besoin de substances toniques, savoureuses et réparatrices; de la viande de bœuf ou de mouton, rôtie ou grillée surtout, lui conviendra, surtout associée aux végétaux amers et aromatiques et à un vin généreux. Les tempéraments sanguins, les goutteux, se trouveront mieux d'un régime sobre et frugal, constitué par des aliments qui n'augmenteront pas beaucoup la richesse des globules sanguins ; ils devront donc préférer les viandes blanches, les végétaux, les fruits aqueux et tempérants. Qu'ils s'abstiennent d'alcooliques ; le café leur sera permis. Les bilieux rechercheront les aliments denses et longs à digérer (ne pas confondre avec indigestes) ; ils suivront un régime végétal dont ils excluront les matières grasses et les farineux. Pour eux, l'abstinence d'alcooliques, de café, d'épices, est essentielle. Pour ceux, au contraire, chez lesquels prédomine le système nerveux, l'alimentation devra se composer de substances douces et savoureuses, et il y aura avantage à s'abstenir d'excitants. Telles sont les indications générales du régime à suivre pour les divers tempéraments ; mais il faut tenir compte de l'habitude, cette seconde nature, qui peut faire apporter des modifications à ces prescriptions.

Les habitants des climats chauds se trouvent mieux d'une alimentation végétale, et beaucoup d'Européens sont attaqués de maladies du foie, pour avoir voulu conserver dans les régions tropicales le régime auquel ils étaient accoutumés dans leur pays. En tout cas, on se trouve bien, dans les pays chauds, d'une alimentation légère, de boissons rafraîchissantes, et surtout de l'usage du café en infusion faible.

Dans les pays très-froids, l'homme a besoin d'une nourriture plus exclusivement animale, à laquelle il ajoutera avec avantage, quand le climat est très-rude, des alcooliques et des matières grasses. C'est pour résister aux froids intenses des régions arctiques que les Samoyèdes, les Esquimaux et les Groënlandais arrosent tous leurs aliments avec de l'huile de baleine, et sucent avec délice la graisse à demi liquide des palmipèdes qu'ils ont capturés.

L'homme qui a une vie active, celui qui exerce une profession manuelle, choisira plutôt les viandes brunes, et la somme de travail qu'il produira sera en rapport avec la quantité de viande qu'il consommera. « En donnant à mes ouvriers espagnols, me disait un de mes amis, la quantité de viande que mangeaient mes ouvriers français et belges, j'ai obtenu d'eux un travail égal. » L'homme sédentaire, celui qui travaille dans son cabinet, se trouvera mieux de composer son régime de viandes blanches et de légumes.

BOISSONS.

Aussi utiles que les aliments, les boissons facilitent les digestions et suppléent aux déperditions de liquide qui se font dans le corps par la transpiration insensible, les sueurs, les urines, etc. Certaines boissons sont indispensables, comme l'eau, dont la privation absolue est une cause de mort; d'autres, moins essentielles, ne jouent qu'un rôle accessoire.

Presque toutes les boissons sont des produits de fabrication, et ont subi la fermentation alcoolique. Ce fait est, du reste, facile à expliquer, en voyant combien abondent, dans les diverses régions du globe, les matières succulentes et sucrées qui sont susceptibles de donner de l'alcool ; aussi le hasard a-t-il dû souvent amener l'homme à préparer des boissons fermentées, auxquelles il a pris goût, et qui sont devenues pour lui une nécessité.

On peut distinguer les boissons en : 1° boissons aqueuses, dont l'eau est le type, et qui servent principalement à étancher la soif; 2° boissons aromatiques, telles que le thé et le café, qui sont modérément stimulantes, quelquefois nuisibles, rarement nécessaires ; 3° boissons fermentées, telles que le vin, la bière, les liqueurs, stimulants énergiques, mais qui deviennent souvent nuisibles.

EAUX POTABLES.

Aucune eau, parmi celles que nous trouvons à la surface du globe, n'est complétement pure, et beaucoup sont impropres à l'alimentation. En effet, les eaux pluviales, dans leur passage à travers les couches de la terre, y ont dissous les corps solubles qu'elles y ont rencontrés, et se sont chargées de molécules organiques et inorganiques, qui peuvent se décomposer et les altérer. Les eaux potables sont celles qui peuvent servir de boisson journalière, sans que leur emploi détermine aucun trouble dans l'économie animale; elles sont, en général, limpides, inodores, cuisent bien les légumes, dissolvent bien le savon, ne se troublent pas à l'ébullition, ne laissent à l'évaporation qu'un très-léger résidu et doivent être agréables à boire. Leur qualité de bien cuire les légumes prouve qu'elles ne renferment pas de calcaire, dont la combinaison avec les principes albumineux des plantes forme un composé insoluble, qui ne laisse pas l'eau pénétrer complétement les légumes. Forment-elles un précipité grumeleux avec le savon, cela dénote encore la présence du calcaire, qui a formé un savon insoluble en déplaçant la potasse ou la soude, qui avaient saponifié les corps gras. Le trouble par l'ébullition indique la présence dans l'eau de sels (carbonates), généralement calcaires, qui y étaient dissous à la faveur d'un excès d'acide carbonique, que l'élévation de la température en a séparé. L'évaporation enfin ne doit donner qu'un léger résidu, un à deux dix-millièmes, un demi-millième au plus. En effet, si le précipité est abondant, l'eau aura une action marquée sur l'économie, et presque toujours alors elle aura une saveur désagréable.

Les eaux pluviales sont les meilleures de toutes, à la condition de n'avoir pas coulé sur des couvertures de plomb ou de zinc, auquel cas elles peuvent s'être chargées d'une certaine proportion des sels vénéneux de ces métaux. Elles renferment en dissolution une notable proportion d'air et une petite quantité d'acide carbonique.

Les eaux de source, très-fraîches, très-limpides, ont souvent l'inconvénient d'être mal aérées, ce qui les rend *crues* ou *lourdes;* beaucoup sont salies par des matières organiques en suspension, ou tiennent en dissolution une forte proportion de calcaire, ce qui en fait de mauvaises eaux.

Les eaux de roche, qui ne laissent souvent, pour ainsi dire, pas de résidu, ne sont pas les meilleures; car il résulte des observations de M. Boussingault qu'une bonne eau doit toujours contenir une petite proportion de calcaire, qui vient aider à la consolidation des os.

L'eau des rivières perd dans son parcours une partie des gaz qu'elle renferme et des sels qu'elle tient en dissolution; mais, d'autre part, elle entraîne avec elle une certaine proportion des substances terreuses sur lesquelles elle coule, et s'empare aussi d'une petite quantité de matières organiques. On doit la recueillir au-dessus des grandes villes; car, dans son passage au milieu des grands centres de population, elle se charge d'une grande quantité de matières organiques qui l'altèrent. Il est utile, en outre, de l'épurer avant de l'employer, soit en la faisant passer à travers des appareils spéciaux, soit, comme on l'a fait à Toulouse, en lui faisant traverser des bancs épais de graviers qui en arrêtent toutes les impuretés. Les filtres faits de matières animales ou végétales perméables ne doivent pas être recommandés, à cause de leur rapide altération, de telle sorte qu'ils viennent ajouter à la corruption de l'eau.

L'eau stagnante, et en particulier celle des mares, dont on fait un usage exclusif dans un grand nombre de nos fermes, soit par nécessité, soit en raison de préjugés enracinés dans l'esprit de nos paysans, est mauvaise, parce qu'elle est toujours chargée d'une grande quantité de matières organiques plus ou moins décomposées. Il est utile, avant d'en faire usage, de la laisser séjourner quelque temps dans des récipients contenant du bois charbonné. On sait que notre marine, avant d'avoir adopté l'usage de caisses de tôle, où l'eau se conserve bien, employait utilement pour ses provisions d'eau des tonnes fortement carbonisées à l'intérieur.

Les eaux de puits, auxquelles on est réduit dans beaucoup de localités, sont généralement très-fraîches, mais elles renferment beaucoup de calcaire, ce qui les rend *crues*. Les puits doivent être, autant que possible, creusés dans la rocaille, et ne pas avoir été maçonnés avec du plâtre.

L'eau des puits artésiens, venant de profondeurs très-grandes, est presque toujours chaude ; refroidie, elle est potable, et ses caractères la rapprochent beaucoup de l'eau des puits ordinaires.

Les citernes, qui constituent la ressource des localités naturellement privées d'eau, reçoivent l'eau pluviale et rendent de grands services, surtout si on a pris soin d'en garnir le fond de noir animal, qui précipite le calcaire et prévient la décomposition de l'eau. Il est nécessaire de les nettoyer souvent pour prévenir toute corruption.

La nature des tuyaux et des réservoirs n'est pas indifférente; car l'eau qui coule dans des tuyaux de plomb agit par l'acide carbonique qu'elle contient en dissolution, et forme du carbonate de plomb, dont l'action sur l'économie est des plus fâcheuses et détermine la colique de plomb.

Les causes d'altération des eaux potables sont nombreuses, et il faut surveiller avec soin les infiltrations du voisinage, le dépôt des résidus de fabrique, qui viennent les souiller. Il faut aussi chercher les causes d'infection, ou, tout au moins, faire usage de filtres de charbon ou de fer en éponge, qui détruisent ou arrêtent les matières infectantes.

L'eau est de première utilité pour l'homme, qui en emploie une partie pour la propreté, la salubrité, et surtout comme boisson. Un grand nombre d'hommes ne boivent que de l'eau, et, parmi eux, on a cité Démosthène, Charles XII et Milton.

La quantité d'eau nécessaire à la santé n'est pas la même pour tous les individus; elle varie aussi avec les saisons, les climats, mais il y a un grand avantage à éviter l'excès en trop ou en trop peu. Boire de trop grandes quantités d'eau fatigue l'estomac et ralentit la digestion, en délayant trop les aliments; boire trop peu rend les digestions pénibles et prédispose à la gravelle ; les urines sont alors fortement colorées et laissent un dépôt couleur de brique. Dans l'un comme dans l'autre cas, on est sûr d'éprouver du malaise, et on court grand risque d'être atteint de quelque maladie grave : le bien se trouve dans un juste milieu, aussi éloigné d'un extrême que de l'autre.

La température de l'eau n'est pas indifférente : chaude, elle stimule tout l'organisme, active la circulation et pousse à la transpiration ; à un certain degré, elle arrête la digestion et prédispose, dit-on, au cancer de l'estomac. Tiède, elle provoque le vomissement; fraîche, l'eau stimule l'appétit et favorise les sécrétions de l'appareil digestif; un demi-verre d'eau bien fraîche, à jeun, est un apéritif puissant. Glacée, l'eau peut déterminer des accidents, surtout prise à jeun, et ces accidents sont d'autant plus graves, qu'elle a été absorbée alors qu'on avait plus chaud.

L'eau, dans les grandes chaleurs, a l'inconvénient, surtout si on en ingurgite de grandes quantités, de déterminer une sudation abondante, et, par suite, de débiliter l'organisme; mais, comme il est nécessaire alors de boire, surtout pour les hommes qui se livrent à un exercice violent, le mieux est de faire usage d'eau vinaigrée, ou mélangée d'une petite proportion d'eau-de-vie ; il est préférable encore de donner comme boisson dans ces conditions une infusion très-étendue de café.

Les eaux gazeuses activent la digestion par l'acide carbonique qu'elles renferment, et qui excite l'estomac; mais leur usage habituel finit par annihiler leur action, l'organe s'étant accoutumé à leur présence et y devenant insensible.

BOISSONS AROMATIQUES.

Les boissons aromatiques sont des boissons stimulantes, qui doivent leurs propriétés à l'adjonction à l'eau de quelques principes qu'on y a fait infuser (menthe, sauge), et leur emploi est surtout médical. Il en est cependant deux qui sont entrées dans la consommation particulière, et qui devront appeler journalièrement notre attention, le café et le thé, qui tous deux renferment un principe azoté particulier.

Le CAFÉ, graine du *Coffea arabica*, petit arbrisseau originaire de l'Abyssinie, et dont la culture s'est répandue de là en Arabie et plus tard dans diverses contrées chaudes intertropicales, donne une boisson à la fois salutaire, très-agréable, tonique et stimulante.

Le café, dont on fait une infusion d'autant meilleure qu'elle est préparée avec la graine plus récemment grillée et moulue, est une boisson excitante, très-habituellement employée dans les conditions ordinaires de la vie et qui est utilement administrée contre certaines maladies et divers empoisonnements, tels que ceux par les champignons, l'opium, etc. On le fait prendre avec avantage aux sujets lymphatiques, à ceux dont l'estomac est paresseux, mais son usage ne convient pas aux enfants, ni aux personnes nerveuses ou atteintes de maladies inflammatoires aiguës. Il convient surtout à l'âge mûr, à l'homme plutôt qu'à la femme.

Le café passe pour être un aliment très-nutritif, et on a cité à l'appui de cette assertion le fait indiqué par M. de Gasparin que les mineurs belges, qui en font une assez large consommation, peuvent effectuer une aussi grande somme de travaux avec une alimentation moitié moins riche en principes nutritifs que la ration ordinaire. Mais il y a là une erreur qui tient à une observation défectueuse : en effet le café, de même que le thé, le maté et les alcooliques, est uniquement un aliment d'épargne qui prévient la désassimilation des organes, et qui, en les empêchant de se *dénourrir*, concourt à maintenir l'économie dans un état de résistance plus grande, et aide à supporter l'abstinence.

Le café agit comme tonique et favorise le travail stomacal (il vaut mieux le prendre immédiatement après le repas) ; délayé dans une grande quantité d'eau, il fera une boisson rafraîchissante d'un emploi très-utile pendant les grandes chaleurs.

Il est, avons-nous dit, excitant, et c'est à cette propriété qu'il doit sa renommée de permettre la veille, d'élucider les idées et de favoriser le travail de la pensée: aussi quelques personnes n'ont-elles pas hésité à l'appeler une *boisson intellectuelle.*

Le café est souvent l'objet de falsifications, telles que le mélange avec des graines diverses et plus souvent encore avec la racine torréfiée de la chicorée; cette dernière adultération est facile à découvrir, car il suffit de jeter sur un verre d'eau une pincée de la poudre suspecte : le café surnage et la poudre de chicorée, qui s'est rapidement imbibée d'eau, tombe presque aussitôt au fond du verre.

Le THÉ, fourni par la feuille jeune d'un arbuste chinois, le *Thea viridis*, se rapproche beaucoup du café par ses propriétés : comme lui, il est excitant, facilite la digestion, et est un aliment d'épargne. Son action varie du reste avec le choix des feuilles qui le constituent, ainsi qu'avec le mode de préparation, et le thé vert qui a été simplement desséché, jouit de propriétés excitantes beaucoup plus actives que le thé noir, qui a été privé d'une partie du suc des feuilles. Pris à dose modérée, le thé constitue une boisson excitante très-utile, mais l'excès détermine l'amaigrissement, et les grands buveurs de thé doivent quelquefois à l'abus la production du diabète, maladie caractérisée par la présence du sucre dans les urines.

Il est meilleur de préparer l'infusion de thé dans un vase non métallique, parce que le tannin qu'il renferme en assez grande proportion, forme des sels métalliques à saveur désagréable, au moins dans les premiers temps, jusqu'à ce que la surface intérieure du vase soit tapissée d'une couche insoluble de tannate qui prévient toute altération ultérieure.

Les Chinois, qui ne boivent jamais que des liquides chauds, trouvent dans le thé un bon moyen de débarrasser l'eau de leur boisson des impuretés qui la souillent; il y aura avantage à imiter leur exemple, toutes les fois qu'on sera contraint de faire usage d'eau saumâtre, ou chargée de limon.

Les falsifications du thé sont nombreuses, et le plus souvent elles consistent dans des mélanges de thés avariés.

Le *maté* est la feuille d'un houx de l'Amérique méridionale, *Ilex paraguayensis*, dont on emploie beaucoup l'infusion théiforme au Paraguay, dans la Confédération argentine, etc. Ses propriétés le rapprochent beaucoup du thé.

BOISSONS FERMENTÉES.

Le nombre des boissons fermentées dont l'homme fait usage dans les divers pays, est extrêmement considérable, mais elles n'ont pour nous qu'un intérêt secondaire, et nous n'étudierons ici que le vin, le cidre et la bière.

VIN.—Depuis la plus haute antiquité, l'homme a

connu la fabrication du vin par la fermentation du raisin, qui transforme en alcool la plus grande partie du sucre contenu dans le grain, et lui donne des propriétés qui ont rendu son usage si général.

Il existe une grande variété de crus, dont les qualités diffèrent suivant le sol, le climat, l'exposition, le mode de culture, la variété ou l'espèce de cépage, la marche des saisons au moment de la formation et de la maturation du raisin.

Le mode de préparation, qui est partout à peu près le même, au moins d'une manière générale, consiste à écraser le raisin mûr pour en obtenir le jus ; on laisse ensuite celui-ci quelque temps au contact de l'air pour que la fermentation alcoolique puisse s'opérer, phénomène qui s'accompagne d'un bouillonnement, dû au dégagement de l'acide carbonique formé : c'est au dégagement de ce gaz, tout à fait impropre à la respiration, qu'on doit attribuer l'asphyxie des personnes qui entrent sans précaution dans des celliers mal aérés, ou qui pratiquent le foulage du *chapeau*, constitué par tous les débris solides du fruit et une partie du ferment altéré, et soulevé par le gaz. Le liquide est recueilli et placé dans des tonneaux où la fermentation se continue, bien que d'une manière plus lente, et détermine la précipitation d'un dépôt, ou lie, qui renferme une grande quantité de sels peu solubles et surtout de tartre (bitartrate de potasse). On a soin de soutirer alors, à plusieurs reprises, le vin, jusqu'à ce qu'il ait déposé toute sa lie, et on le *colle* pour le débarrasser des matières en suspension. Le collage s'effectue au moyen d'une solution de colle de poisson, de *grénétine* (colle blanche d'os), de blanc d'œufs, etc., et consiste à déterminer la coagulation de l'albumine par le tannin du vin, ce qui forme un réseau qui entraîne avec lui toutes les matières en suspension et se dépose peu à peu au fond du tonneau.

Les vins sont, les uns blancs, les autres rouges, peu ou fortement alcooliques, et exercent sur l'économie une action qui n'est par toujours la même. Les vins blancs, riches en sels alcalins, sont plutôt débilitants, diurétiques, agréables et conviennent surtout aux personnes affectées de la goutte et de la gravelle. Les vins rouges, plus riches en tannin, sont les plus fortifiants et les plus nutritifs, les plus salubres pour les sujets nerveux. Les vins peu alcooliques sont plutôt débilitants; les vins alcooliques, plus excitants, sont plus nourrissants. Les vins sucrés sont en général riches en alcool : aussi sont-ils plus excitants, et les recherche-t-on pour leurs propriétés toniques.

L'usage du vin est répandu dans un grand nombre de pays, soit pur, soit plus ou moins mélangé d'eau ; on ne le boit guère qu'aux repas : l'exception est malheureusement trop commune pour certaines classes de la société, et pour certains individus. Pris à dose modérée, le vin aide à la digestion, fortifie l'estomac, *lætificat cor hominis*, a dit Sanctorius, facilite la nutrition en activant les sécrétions; à dose plus forte, la gaieté augmente, le bien-être paraît se répandre dans toute l'économie, la vie paraît plus facile, mais elle devient plus brève, plus rapide, suivant l'expression de Fernel. En boit-on plus encore, les limites de la sagesse sont-elles dépassées, tout ce feu s'éteint, la tête devient pesante, les idées sont plus lourdes, l'ivresse commence, qui peut n'être d'abord qu'un accident, mais qui, portée plus loin, rabaisse l'homme au niveau de la brute. L'abus prolongé, c'est l'ivrognerie, l'un des vices les plus hideux, préjudiciable non-seulement à l'individu, en étant cause d'une profonde altération de sa santé, puisqu'il sera infailliblement atteint des maladies les plus graves de l'estomac, du foie, de congestions pulmonaires ou cérébrales, de paralysies, de folie, (*delirium tremens*), mais non moins préjudiciable à la société, car l'ivrogne a perdu la conscience de ses actes, obéit aux passions les plus brutales et commet de nombreux méfaits, quand ce ne sont pas des crimes. Les anciens Spartiates étaient dans le vrai en montrant à leurs enfants à quel état de dégradation l'ivresse réduit l'homme, et nous devons applaudir à la loi qui frappe les ivrognes, mais qui ne les guérira malheureusement pas tous. Si l'usage immodéré du vin a de sérieux inconvénients, l'expérience a démontré que la privation absolue devrait être compensée, pour les sectateurs des sociétés de tempérance, par une proportion plus grande des autres aliments, et c'est une des plus grandes objections qu'on puisse faire aux *teetotalers*, dont nous ne pouvons du reste qu'approuver les bonnes intentions.

Le vin pur n'est pas indiqué en général pour la jeunesse, à laquelle il vaut mieux le donner coupé d'eau, dans la proportion d'un tiers ou d'un quart, comme on le fait pour l'*abondance* des lycéens. Pour les adultes la quantité peut varier, mais on ne doit pas sortir des limites d'une sage modération. Les vieillards doivent consommer aussi une petite quantité de vin généreux pour entretenir l'activité de la circulation et réveiller les muscles engourdis. Le vin ne convient pas aux sujets prédisposés aux angines, aux inflammations du tube digestif, aux hémorrhagies, et est moins nécessaire aux femmes qu'aux hommes.

Le vin est sujet à diverses altérations naturelles, ou maladies, qui en détruisent les qualités. La *graisse*, plus spéciale aux vins blancs, est causée par la transformation visqueuse de la matière sucrée, sous l'influence du gluten, qui, n'ayant pas été précipité par le tannin trop peu abondant, agit comme ferment. L'*amertume* se manifeste dans les vins dont tout le sucre a été converti en alcool et en acide carbonique, par la fermentation lente qui se continue incessamment dans les récipients. Le *piquage*, maladie commune des vins peu alcooliques pendant la saison chaude, tient à une décomposition putride de l'acide tartrique et à la formation d'acides âcres de la série butyrique et carbonique. L'*acescence* se montre dans les vins laissés au contact de l'air et sur lesquels se développent des moisissures, dites fleurs de vin.

Les falsifications qui s'opèrent sur les vins sont fréquentes et nombreuses, et on peut dire que bien peu de personnes boivent du *vin naturel;* en effet presque tout le vin que nous fournit le commerce a été *coupé*, c'est-à-dire qu'on a mélangé de gros vins teinturiers ou foncés en couleur avec d'autres vins blancs légers. Ces mélanges, qui constituent une tromperie sur la nature de la marchandise vendue, n'exercent pas une influence fâcheuse sur la santé; on ne pourrait en dire autant de beaucoup d'opérations, telles que l'adoucissement du vin par de la craie ou de la litharge: dans ce dernier cas, c'est un empoisonnement.

CIDRE. — Cette boisson est du jus de pommes fermenté, contenant 4 à 5 pour cent d'alcool : on l'obtient par le broyage des fruits mûrs de plusieurs variétés douces et amères, dont on exprime le jus et qu'on soutire ensuite pour lui laisser subir la fermentation tumultueuse, qui dure environ deux mois; après quoi les tonneaux peuvent être bouchés.

Le cidre doux ou n'ayant pas encore fermenté a un goût mielleux et sucré, mais il est purgatif; c'est une mauvaise boisson.

Le petit cidre s'obtient en versant de l'eau sur

le marc des pommes épuisé, ou en laissant au contact de l'eau des pommes ou des poires écrasées.

Le poiré est un cidre fait avec des poires, qui se conserve moins longtemps, mais qui est moins nourrissant que le cidre de pommes ; riche en alcool de 5 à 7 pour cent, il a une saveur agréable, mais on lui attribue une action fâcheuse sur le système nerveux. Les marchands de vin l'emploient souvent à renforcer les vins blancs de qualité médiocre.

Le cidre, qui est bu pur ou coupé, est une boisson agréable et désaltérante, qui n'exerce aucune action fâcheuse sur l'économie, à moins d'être fabriqué avec des fruits non mûrs, mal préparé, ou altéré. Pris en excès, il enivre. On le conserve en bouteilles ou dans des tonneaux ; dans ce dernier cas, il peut s'altérer rapidement au contact de l'air pendant qu'il est en vidange ; il devient du cidre *paré*, ou pour mieux dire *gâté* : mais il est facile de prévenir cette décomposition en maintenant à la surface du liquide une légère couche d'huile.

On falsifie le cidre en y mettant du sulfate de chaux, quelquefois même de la céruse, et dans ce dernier cas il devient vénéneux.

Bière. — Cette boisson, connue des anciens, se prépare par des procédés assez complexes, par suite des soins qu'il faut prendre pour opérer le *maltage*, germination du grain des céréales[1] et le plus ordi-

1. La bière que les Belges désignent sous le nom de *faro* se prépare avec du malt de blé.

nairement de l'orge, la saccharification du moût, la décoction du houblon et enfin la fermentation qui doit y développer 5 à 6 pour cent d'alcool.

Bien préparée, la bière est une des liqueurs fermentées les plus précieuses, car c'est un vrai tonique, pouvant remplacer le vin, auquel on le préfère souvent pour les enfants et les sujets faibles et maigres. Suivant ses qualités, elle est excitante ou rafraîchissante, et paraît jouir de propriétés nutritives, à cause du sucre et de la fécule qu'elle contient. Boire plusieurs pots de bière, a dit non sans une certaine exagération le docteur Rœrth, c'est à la fois boire et manger. Si la bière calme la soif et est restaurante, on doit ne pas en boire avec excès, car elle cause une ivresse lourde, lente à se produire, lente à se dissiper. L'abus habituel conduit à la glycosurie (sucre dans l'urine) chez quelques sujets ; chez presque tous il mène à l'obésité. Les bières fortes et brunes ne sont pas supportées par quelques personnes, parce qu'elles sont trop nourrissantes et trop alcooliques.

Quelquefois falsifiée, — moins souvent toutefois qu'on ne le croit, parce que les moindres modifications apportées dans la fabrication en dénaturent le goût, — la bière est faite parfois avec des amers, gentiane, buis, qu'on substitue au houblon, ou est rendue amère par une petite quantité d'acide picrique, aisé à découvrir puisqu'il teint en jaune la laine qu'on fait bouillir dans la liqueur suspecte. On prétend même que quelques brasseurs lui donnent son amertume au moyen de la coque du Levant, dont l'ingestion n'est pas sans danger pour l'économie.

EAUX-DE-VIE ET LIQUEURS.

Ces boissons, qui sont le produit de la distillation de liquides fermentés, ou qui résultent directement de la fermentation des organes sucrés, tiges, racines ou fruits, de diverses plantes, renferment toujours des proportions considérables d'alcool. Riches de 30 à 50 pour cent, elles portent le nom d'*eaux-de-vie ;* plus riches encore, elles constituent les *esprits*, auxquels on donne les noms de *trois-sept*, *trois-six* et *trois-cinq*, suivant que le liquide, qui pèse 16° à l'aréomètre de Cartier, provient du mélange de trois volumes d'alcool absolu avec quatre, trois ou deux volumes d'eau. Les produits qu'on retire de la distillation du vin, des céréales, des pommes de terre, du cidre, sont nommés *eaux-de-vie de vin*, *de grains*, *de cidre*, etc. Le *rack* est l'eau-de-vie provenant de la canne à sucre ; le *kirsch* est fourni par les noyaux de cerises, le *marasquin* par des prunes et des pêches, etc. D'autres liqueurs se préparent par l'infusion de diverses substances aromatiques dans l'eau-de-vie : telles sont l'anis, le cassis, des plantes odoriférantes, etc., qui constituent l'*anisette*, le *cassis*, la *chartreuse*, l'*absinthe*.

Pour toutes les boissons de ce genre, il faut tenir

compte du degré alcoométrique, dont l'action est très-marquée ; mais il ne faut pas négliger les matières qui y ont été mélangées et qui tantôt corrigent cette action, et tantôt viennent y ajouter leurs effets. C'est ainsi que la liqueur d'absinthe est beaucoup plus préjudiciable à la santé que les eaux-de-vie pures, et doit être absolument proscrite. L'absinthe a tué plus d'hommes en Algérie que la guerre et le climat : son usage habituel conduit infailliblement à l'épilepsie et à la démence, comme l'ont péremptoirement démontré les expériences de M. le docteur Magnan. Mais ce n'est pas seulement sur les malheureux qui s'y adonnent, que cette funeste boisson influe d'une manière désastreuse ; elle les frappe dans leur postérité, car leurs enfants sont fréquemment atteints d'idiotie, ou d'épilepsie. L'abus du vin est funeste, celui de l'eau-de-vie est plus funeste encore, mais l'usage de l'absinthe est terrible par ses conséquences.

L'usage modéré de l'eau-de-vie peut avoir quelque utilité dans les climats froids, ou dans ceux qui sont à la fois chauds et humides ; en effet, à petite dose, ce liquide exerce une action digestive marquée et par suite peut rendre des services. Mais on doit interdire absolument l'eau-de-vie à la jeunesse, et à plus forte raison à l'enfance ; nous la considérons même comme dangereuse pour les adultes, car on passe trop facilement de l'usage modéré à l'abus, et les plus fâcheuses conséquences en résultent. Sans parler de ces tribus entières d'Indiens de l'Amérique du Nord, décimées et disparues par suite de la connaissance, due aux Européens, de l'*eau-de-feu*, ne trouvons-nous pas un enseignement salutaire dans le document statistique suivant, qui a été dressé il y a quelques années à New-York ; il résulte en effet de ce document que l'usage effréné des alcooliques a occasionné en dix ans :

3 000 000 000	fr. de dépense.
300 000	morts.
100 000	réceptions d'enfants dans les maisons de pauvres.
150 000	emprisonnements.
100 000	cas d'aliénation.
100 000	orphelins.
200 000	veuves.
2 000	suicides.
1 500	exécutions par pendaison.

Ces chiffres ont leur éloquence, et nous expliquent comment dans ce pays on a dû créer des hôpitaux spéciaux à l'usage des ivrognes de profession.

Les eaux-de-vie, surtout celles qui proviennent du traitement de l'orge, du seigle et des pommes de terre, renferment souvent un principe, le *fusel oil* (éther amylique), dont l'action vient s'ajouter à celle de l'alcool, et qui paraît influer sur la production de la congestion de la face, observée si souvent à la suite d'excès de boisson.

Les boissons alcooliques sont l'objet de falsifications nombreuses, telles que l'addition de chlorure de calcium pour en augmenter la densité, l'emploi de matières âcres (poivre, pyrèthre, gingembre) pour leur donner du montant; pour renforcer l'eau-de-vie, on a été même jusqu'à y ajouter de l'acide sulfurique, qui y produit un peu d'éther et la rend plus sapide pour des gosiers émoussés par l'abus des spiritueux. On doit aussi prendre garde à la présence accidentelle des sels métalliques qui proviennent des appareils de distillation, et qui sont une cause fréquente d'empoisonnement.

CHAPITRE VIII.

EXERCICE ET REPOS.

La mise en activité des organes s'opère avec un développement de chaleur résultant de l'afflux plus considérable du fluide nourricier, de la dépense plus grande des éléments organiques. Nécessaire et même indispensable, elle constitue l'*exercice*, qui est physique quand il a trait aux organes de la motilité ou muscles, et intellectuel quand il se rapporte aux organes de relation, au système nerveux. Après tout exercice prolongé pendant un certain temps, qu'il ait été intellectuel ou physique, il faut une certaine période de non-fonctionnement, qui est le *repos*, et un juste équilibre doit être maintenu entre ces deux états.

L'exercice physique modéré repose l'inteligence, et aide puissamment au développement du système musculaire. Il est presque toujours accompagné d'un sentiment de bien-être; il entretient l'appétit, favorise la digestion, régularise la circulation;

mais, pour obtenir ces bons effets, il ne doit pas être prolongé, et on doit le faire suivre d'un repos suffisant dès qu'il se manifeste un peu de fatigue. Le rapport entre l'exercice et le repos variera donc avec l'âge, le sexe, l'habitude, la profession.

L'exercice insuffisant n'a pas de graves inconvénients chez un sujet qui se contente d'une très-petite quantité de nourriture; dans ce cas, une alimentation légère suffit pour faire équilibre aux dépenses de l'économie. Mais si l'alimentation est plus copieuse, la graisse s'accumule dans les tissus, les muscles s'atrophient et souvent on voit apparaître la gravelle ou la goutte. Le repos absolu détermine l'atrophie des membres et quelquefois même une soudure dans les articulations.

L'exercice exagéré ou immodéré produit des effets fâcheux sur la santé, en déterminant une combustion trop grande dans l'organisme; il en résulte de la courbature, de l'amaigrissement, et même l'épuisement de l'individu. Il a encore l'inconvénient de prédisposer à diverses maladies et surtout aux affections typhoïdes. C'est par une cause de ce genre que la chair des animaux *forcés* se décompose vite, et est impropre à une bonne alimentation.

Dans certains mouvements qui demandent un développement plus considérable de forces, il faut faire un *effort*, qui exige une suspension momentanée de l'acte respiratoire, et par suite amène la compression des gros vaisseaux de la cavité thoracique. L'effort peut être cause de la production de hernies, de congestion et d'hémorrhagie cérébrales, et quelquefois de la rupture des gros vaisseaux ; le danger est d'autant plus imminent que l'effort est plus considérable.

Dans les professions manuelles, l'exercice physique est presque toujours suffisant pour le maintien de la santé; mais il n'en est pas de même pour les personnes qui se livrent à des travaux intellectuels, et pour lesquelles le plus souvent l'exercice corporel est l'exception. Elles auraient cependant le plus grand besoin de contrebalancer par le fonctionnement des organes de la motilité celui de leurs organes de relation, qu'elles ont, par un exercice continu, amené à un état de surexcitation auquel il faut remédier. La meilleure condition hygiénique serait d'équilibrer exactement le travail intellectuel et le travail physique, sans commettre d'excès dans un sens ou dans l'autre : aussi faut-il dans ce cas recommander la marche, le saut, la course, les divers exercices de gymnastique, ou d'autres plus spéciaux, tels que la natation, l'équitation, la danse, l'escrime.

GYMNASTIQUE.

Connue depuis les temps les plus anciens, la gymnastique était en grand honneur chez les Grecs et les Romains, qui s'y livraient en vue de se rendre toujours capables de supporter les fatigues présentes et futures; les uns y venaient pour continuer et perfectionner des exercices qui devaient leur être de la plus grande utilité à la guerre, les autres y cherchaient le délassement de leurs occupations sédentaires. La gymnastique, a dit Platon, donne de la souplesse au corps, de l'activité à l'esprit, et une santé vigoureuse.

Cet art, qui avait perdu chez nous de son importance et était bien déchu de son ancienne splendeur, est aujourd'hui universellement pratiqué en Suisse et en Allemagne, où tous, professeurs et élèves, ne cessent jamais de s'y livrer. C'est à cette habitude qu'on doit attribuer la résistance à la fatigue, à la rapidité de la marche, etc., qu'on a observée pendant la dernière guerre chez les soldats allemands, alors que les nôtres en souffraient beaucoup. L'importance de la gymnastique est si bien reconnue en Suisse, qu'il n'y a pas de petite ville qui n'ait sa société de gymnastes, et qu'en Allemagne une ordonnance du 6 juillet 1871 dit textuellement : « Les qualités extraordinaires dont notre armée a fait preuve pendant la dernière guerre, sa vigueur infatigable dans la marche, l'agilité avec laquelle, en pays ennemi, elle surmontait tous les obstacles naturels et artificiels, son courage et son sang-froid dans le combat, sa constance à supporter privations et souffrances, doivent être attribués en grande partie à l'instruction gymnastique des soldats, dans les écoles d'abord, ensuite au régiment.... »

La gymnastique a été trop longtemps composée presque uniquement d'exercices violents et périlleux, qui ont leur utilité pour certaines conditions, pour les soldats du génie, les sapeurs-pompiers par exemple, mais qui sont loin d'être nécessaires pour le plus grand nombre, qui ne cherche dans son emploi qu'un moyen hygiénique. Aussi, dans ces dernières années, est-on revenu à un système plus modéré, bien mieux approprié à nos besoins, et qui consiste à nous amener peu à peu, par des exercices sagement gradués, des mouvements simples, avec ou sans haltères, et n'exigeant que peu ou pas de force, à des exercices plus sérieux, plus difficiles et demandant un plus grand déploiement de forces.

La gymnastique, pour donner tout le bien qu'on est en droit d'en attendre, doit commencer par les exercices les plus faibles et augmenter progressivement de difficulté et de durée, en prenant bien soin de ne pas dépasser le moment d'une fatigue modérée ; elle doit exercer tous les muscles, en faisant opérer les mouvements d'une manière rhythmique, soit qu'on les accompagne en comptant ou en chantant.

Le rhythme donne une plus grande résistance de force et permet d'accomplir de plus grands effets avec moins de fatigue ; aussi a-t-on conservé pour nos soldats la marche cadencée, imaginée par le maréchal de Saxe, qui disait que la tactique est dans les jambes ; c'est par une raison analogue qu'à bord des navires les marins exécutent toutes les manœuvres sur un chant cadencé. Il est nécessaire, quand on fait de la gymnastique, d'éviter les refroidissements et de s'abstenir de manger immédiatement avant ou après les exercices : on se trouvera bien d'adjoindre à la gymnastique l'hydrothérapie, en vue de faciliter le fonctionnement des organes. Pour les plus jeunes enfants, comme le prescrivent d'ailleurs les ordonnances ministérielles, on doit avoir le plus grand soin de limiter les exercices à des mouvements simples et n'exigeant pas d'efforts, et c'est seulement aux adolescents qu'on permettra des exercices plus sérieux, en laissant toujours de côté les tours de force, bons seulement pour les clowns.

Par la pratique de la gymnastique d'après ces indications générales, les membres se consolideront, le système musculaire se fortifiera, la poitrine s'élargira et par suite les fonctions respiratoires seront plus aisées ; la peau sera dans les meilleures conditions de vitalité, l'équilibre sera maintenu entre le système cérébral et les autres organes, certaines mauvaises habitudes du corps seront détruites et, dans quelques cas même, des déviations seront corrigées. Tel que nous l'indiquons, le rôle de la gymnastique est assez beau, sans que nous ayons besoin de chercher à faire des athlètes, à l'imitation de ceux de l'antiquité qui brillaient par le développement de leur musculature, mais dont l'intelligence bornée était proverbiale. Maintenue dans de justes limites, la gymnastique offre de grands avantages et, sans nuire aux progrès de l'intelligence, elle donnera le courage, l'adresse et la force, qui peuvent permettre dans certains cas de porter un utile secours à des personnes en danger.

MARCHE.

La marche est un des exercices les plus importants, car en même temps qu'elle met en mouvement le système musculaire, elle excite le système nerveux par le panorama, sans cesse changeant, qu'elle présente au cerveau. Lente ou rapide au gré des désirs du promeneur, la marche, dit Rousseau, a quelque chose qui anime et avive les idées ; aussi est-elle l'exercice favori des hommes à vie sédentaire et sobre. Elle est très en honneur chez les Anglais et constitue un de leurs sports favoris sous le nom de *pédestrianisme.* Exercée d'une manière continue, elle permet peu à peu de parcourir des espaces de plus en plus longs, et elle fatigue d'autant moins qu'elle est pratiquée d'un pas plus régulier. L'homme isolé peut modifier le rhythme de sa marche suivant son caprice, mais pour les réunions d'hommes, la marche doit être cadencée et assez lente pour que la queue puisse suivre la tête et ne laisse pas de traînards : la vitesse moyenne ne doit pas dépasser 4 à 5 kilomètres à l'heure.

La marche forcée détermine quelquefois des accidents, et on doit la défendre surtout aux personnes atteintes de maladies du cœur ou des poumons, qui devront aussi s'abstenir de gravir les montagnes.

SAUT.

Exercice violent et énergique, le saut est un mouvement dans lequel le corps quitte complétement le sol par suite de la réaction produite sur celui-ci par la détente brusque du corps préalablement fléchi : ses effets se portent spécialement sur les muscles des membres inférieurs, et il donne plus de force au jarret. En raison de sa violence, le saut ne doit être pratiqué qu'avec une grande mesure, car il peut occasionner des accidents graves, la concussion du cerveau ou de la moelle, et la mort même ; aussi faut-il, quand on le pratique, prendre le plus grand soin de ne pas retomber directement sur les talons, mais toucher le sol par l'extrémité antérieure des pieds, et fléchir le corps au moment où l'on arrive à terre.

Le saut doit être absolument interdit à toutes personnes atteintes d'affections organiques du cœur ou des poumons.

COURSE.

C'est une marche précipitée, entrecoupée de sauts, qui constitue un exercice musculaire énergique, excellent pour produire la calorification, mais qui ne convient pas aux personnes atteintes d'affections organiques, et surtout d'affections thoraciques. Sous l'influence de mouvements plus vifs, plus rapides, la respiration s'accélère, les sécrétions et surtout celle de la peau se font très-activement, la sueur ruiselle de toutes parts ; puis viennent l'essoufflement, le point de côté, etc., si la course a été trop vive. Cet exercice offre le danger des refroidissements subits. Comme il n'est pas possible en nombre, on a imaginé sous le nom de *pas gymnastique*, un pas de course cadencé, utile surtout pour les mouvements rapides des troupes dans certaines manœuvres.

La course est un excellent moyen de diminuer l'embonpoint, car elle exige une dépense considérable de mouvements ; elle est très-utile pour les enfants, dont elle fortifie la constitution, développe les muscles, aiguise l'appétit, et favorise la digestion.

JEU.

Les jeux tels que la paume, les barres, la balle, le ballon, le cricket des Anglais, sont d'excellents moyens de varier les exercices corporels gymnastiques, et nous ne pouvons applaudir à la mode, qui commençait déjà au temps de notre jeunesse, de délaisser ces agréables moyens de passer les récréations pour les remplacer par une promenade, qui n'est qu'un exercice insuffisant pour la jeunesse. Nous en avons, pour notre part, tiré un utile parti dans l'intervalle du service que nous avions à faire dans les hôpitaux, surtout en temps d'épidémie, et nous avouons que nous ne rougissions pas de nous livrer à une partie de barres, ou de ballon.

NATATION.

Instinctive pour les animaux, la natation est pour l'homme un art qui joint aux avantages des mouvements ceux des bains. En grande estime chez les anciens Grecs et Romains, aussi bien que chez les Gaulois, la natation exige un développement de forces assez grand pour que le corps puisse se maintenir à la surface de l'eau, surtout pour les personnes maigres, tandis que celles qui sont grasses se trouvent soutenues en quelque sorte sans efforts :

elle fortifie les muscles, surtout ceux des bras et les jambes, en raison des mouvements que les membres doivent exécuter sans précipitation, et d'une manière bien rhythmée. Elle constitue un exercice précieux pour les constitutions molles, lymphatiques et rachitiques, en donnant de la force et de l'énergie à toute l'économie; son effet excitant est plus marqué dans l'eau de mer par suite de l'action qu'exerce ce liquide chargé de sels, et cet effet sera d'autant plus prononcé que le bain ne sera pas trop longtemps prolongé.

Les précautions à prendre quand on veut se livrer à cet exercice, sont de ne pas entrer dans l'eau trop peu de temps après avoir mangé, car le travail de la digestion pourrait en être troublé; de ne pas être en sueur, car la transpiration serait subitement arrêtée et des accidents graves en résulteraient. Il est bon de ne pas entrer dans l'eau peu à peu, pour éviter la congestion du sang au cerveau.

Un accident qui se présente trop souvent pendant la natation est l'aspyhxie par submersion sous l'eau. Les secours doivent être donnés aussi promptement que possible et on doit faire ses efforts pour ranimer un noyé, même quand il est en état de mort apparente, car souvent en persévérant plusieurs heures de suite on est parvenu à un résultat heureux qui eût fait défaut sans cette persistance. Dès que le noyé aura été retiré de l'eau, il faut le coucher sur le côté, de préférence sur le côté droit, incliner légèrement la tête en avant, en la soutenant par le front et en écartant doucement les mâchoires pour faire sortir l'eau qui pourrait s'être introduite par la bouche et les narines. On peut, immédiatement après le repêchage, placer pendant quelques instants la tête plus bas que le corps, mais ne pas la laisser dans cette position plus de quelques secondes. On cherchera, par des compressions alternatives du ventre de haut en bas et des côtés de la poitrine, à provoquer les mouvements respiratoires. Après quelques minutes données à ces premiers soins, on enveloppera le noyé de couvertures ou, à leur défaut, de paille et de foin et on le transportera à la maison de secours, la tête et la poitrine plus hautes que le reste du corps, le visage découvert. On le déshabillera et on le couvrira d'une chemise ou peignoir de laine, on le couchera sur le côté droit pendant quelques instants et on cherchera à déterminer le vomissement en titillant l'arrière-gorge. On fera par intervalles d'un quart de minute des essais de respiration artificielle (une quinzaine) par des pressions douces, lentes et alternatives sur le ventre et sur la poitrine, et on les suspendra pendant environ dix minutes pour les reprendre après. On pourra même tenter d'insuffler de l'air de bouche à bouche, ou à l'aide d'une canule.

Dès que la respiration tend à se rétablir, c'est-à-dire dès que le noyé happe, pour ainsi dire, l'air, on doit ne plus rien faire pour rétablir cette fonction.

On s'occupera en même temps de réchauffer le

corps du noyé, soit au moyen d'une bassinoire, soit en plaçant auprès de lui des sacs de sable chaud, ou par tout autre moyen, en ayant bien soin de ne pas laisser la température s'élever, surtout au début, au-dessus de 35°. Simultanément on fera sur tout le corps, et particulièrement le long de l'épine du dos et sur la région du cœur, des frictions avec de la laine chaude. Il faut avoir bien soin de ne gêner en rien, pendant toutes ces manœuvres, le retour de la respiration qui doit se faire par les efforts de la nature seule. Le noyé a-t-il des nausées, on provoquera le vomissement en chatouillant le fond de la gorge avec une barbe de plume. Tels sont les premiers secours à donner en attendant l'arrivée du médecin. Rappelons ici, pour la blâmer sévèrement, l'idée qui est répandue dans le peuple qu'il ne faut rien faire à un noyé ou à la victime d'un accident avant l'arrivée des agents de l'autorité : rien n'est stupide comme cette obstination, qui a coûté la vie à de nombreux individus, et contre laquelle on ne saurait trop s'élever.

ÉQUITATION.

L'exercice pris à cheval ne rend pas le pouls fréquent, comme le font les exercices gymnastiques ; c'est un stimulant de l'appétit, de la digestion, qui rend des services aux individus faibles, lymphatiques ou convalescents, à la condition de ne pas aller jusqu'à la fatigue et d'augmenter progressivement la durée de la promenade. Le trot, plus fatiguant, et qui occasionne des secousses plus violentes et plus répétées, doit être expressément défendu aux sujets atteints ou menacés de maladies inflammatoires, à ceux qui ont des affections de cœur, des hernies, des hémorrhoïdes, etc. Le galop secoue moins ; mais par la rapidité de la progression, il peut gêner la respiration, accélérer le pouls et déterminer une sueur abondante.

Les excoriations des cuisses et des fesses chez les personnes non habituées à monter à cheval sont plus douleureuses que graves et ne sont pas des causes de contre-indication de l'équitation. Les personnes habituées à monter beaucoup à cheval sont sujettes à avoir le ventre très-développé, des hernies et des varices, ces dernières tenant à ce que les jambes sont presque sans mouvement pendant l'équitation et que par conséquent la circulation du sang s'y fait très-lentement.

ESCRIME.

L'escrime met en jeu le corps tout entier : c'est un exercice qui présente à la fois les avantages et les inconvénients du déplacement subit et varié du corps et des membres, du saut, des secousses, etc ; elle offre des avantages hygiéniques nombreux et peut contribuer à la pureté, à la régularité de la marche, de la station, des attitudes ; elle développe la poitrine par l'effacement, etc. Comme elle fait agir surtout le bras et la cuisse du côté droit, ces organes sont en général plus développés que les organes du côté gauche, à moins qu'on ne s'exerce à être également *droitier* et gaucher.

DANSE.

La danse est un des exercices les plus utiles dans l'éducation physique : elle donne plus de vigueur, plus d'aisance, plus de grâce dans les attitudes, les mouvements, les stations ; en effet, c'est un mélange des mouvements divers de la marche, du saut, auxquels viennent se joindre ceux de la rotation. Physiquement, et prise comme délassement, la danse peut rendre de grands services ; mais il faut en user avec modération, si on veut jouir de ses bienfaits. Ce qui rend la danse dangereuse, ce sont les circonstances pernicieuses qui l'accompagnent souvent : veilles prolongées dans une atmosphère brûlante et viciée par la combustion de l'éclairage, la respiration et la perspiration des nombreuses personnes qu'on réunit sous prétexte de bal. Mais ôtez ces conditions déplorables et il restera un exercice salutaire, dont plus d'une fois nos soldats se sont bien trouvés pour charmer les ennuis d'une longue traversée sur des vaisseaux, où ils se laissaient envahir par le mal de mer et la nostalgie.

GYMNASTIQUE VOCALE.

Le larynx et les poumons se trouvent bien d'un exercice approprié à leur force ; aussi le chant mesuré, le lecture à haute voix, la déclamation développent la poitrine, et les poumons acquièrent plus d'ampleur ; la respiration et la circulation sont plus énergiques. Mais ici encore il faut écarter l'excès, car la fatigue brise la voix.

L'exercice est utile et nécessaire à tous les âges, mais il faut le règler de façon à éviter les inconvénients qui résulteraient de l'excès, et il faudra toujours le mettre en rapport avec l'état des forces individuelles. L'habitude doit donner des indications dont il y a à tenir compte; les climats exercent aussi une influence marquée et la même somme d'exercice ne pourra être exigée dans les pays chauds que dans nos contrées. Il y a lieu aussi de tenir compte des professions qui modifient l'organisme et il est évident que l'homme sédentaire ne pourra supporter sans fatigue un exercice qui serait insuffisant pour un homme habitué aux travaux de force.

CHAPITRE IX.

VEILLE ET SOMMEIL.

La vie se partage entre l'état de veille, où tout l'organisme est plus ou moins actif et où par conséquent il y a consommation des tissus, et l'état de sommeil, qui repose les organes, surtout les muscles et le système nerveux, et qui maintient un équilibre salutaire dans les forces vitales. Le temps de la journée n'est pas également réparti entre la veille et le sommeil ; mais, pour que la santé se maintienne, il faut que le partage se fasse de telle sorte que le repos compense les fatigues du jour. D'une manière générale, on peut dire que la veille emploie environ 16 heures sur 24 et que le dernier tiers de la journée doit être consacré au sommeil ; il n'est pas besoin de dire que cette règle n'a rien d'absolu et que de nombreuses circonstances la modifient dans la pratique.

Le sommeil est utile, nécessaire même, et le besoin en est tellement impérieux que ce n'est qu'au risque des lésions les plus graves du cerveau et des altérations les plus profondes des sens que l'homme peut chercher à s'en passer; mais quels que soient ses efforts, le sommeil finit toujours par triompher. Que de fois n'a-t-on pas vu des militaires dormir au milieu du fracas de la bataille, et même marcher machinalement, tout endormis, au milieu de leurs compagnies!

Nous avons fixé approximativement à 8 heures la quantité de sommeil; mais diverses causes la font varier beaucoup, l'âge, le sexe, la constitution, l'habitude, le climat, etc. Les enfants ont besoin d'un sommeil beaucoup plus prolongé et il est très-dangereux de vouloir combattre cette nécessité : laissons les reposer 10 à 12 heures, et à mesure qu'ils avanceront en âge, nous diminuerons la durée du sommeil, de telle sorte qu'elle ne sera plus que de 8 heures à 9 heures pour les jeunes gens, un peu moins pour les sujets nerveux, qui ont le sommeil léger, un peu davantage pour ceux qui sont plutôt gras et qui dorment profondément. Le vieillard, chez qui la vitalité est moins active, dort peu en général. La femme a plus besoin de sommeil que l'homme, ce qui peut dépendre en partie de l'habitude et de ce qu'elle a moins d'occupations que l'homme. L'alimentation influe également; en effet l'ingestion de mets très-nutritifs et copieux détermine un besoin plus grand de sommeil que celui d'aliments plus légers. La profession offre aussi des rapports avec le sommeil, et celui-ci sera d'autant plus indispensable que l'homme aura à faire une plus grande dépense de force; cependant un travail exagéré corporel ou intellectuel aura souvent pour résultat de faire disparaître le sommeil pour un temps plus ou moins long. L'habitude a aussi une action incontestable, que chacun de nous peut facilement constater. Dans les climats chauds la nécessité du repos est plus grande que dans les régions froides, et l'habitude de la sieste donne les moyens de supporter plus aisément les moments de la grande chaleur. Les saisons agissent sur le sommeil d'une manière analogue à celle des climats.

Toutes ces indications, vraies d'une manière générale, ne sont pas également applicables à tous les individus : le besoin de sommeil est chose très-variable ; mais chacun trouvera un grand avantage à ne pas se livrer à un sommeil trop prolongé, ce qui rend lourd : faire la *grasse matinée* surtout a l'inconvénient d'appesantir l'esprit; il vaut beaucoup mieux se lever de bonne heure, au moment où l'air est plus frais, plus pur : c'est là une excellente condition de santé et de longévité. Si le sommeil trop prolongé a des inconvénients, son insuffisance n'est pas moins fâcheuse ; car le corps, ne pouvant pas prendre le repos nécessaire, se fatigue et s'affaiblit d'autant plus que le sommeil aura été de plus courte durée. Un régime plus nutritif pourra bien compenser dans une certaine mesure cet effet, mais si la privation de sommeil se prolonge, les désordres les plus graves en résulteront pour l'économie. Une circonstance qu'il ne faut pas oublier, c'est que le réveil *en sursaut* peut entraîner des conséquences déplorables, des troubles sérieux du système nerveux; mieux vaut le système qu'avait adopté le père de Montesquieu, qui faisait réveiller son fils chaque matin par les doux accords d'une musique bien rhythmée.

Le sommeil exerce un effet heureux sur l'organisme, procure une sensation agréable, repose en même temps des fatigues corporelles et intellectuelles et donne au corps et à l'esprit le repos nécessaire pour pouvoir fonctionner à nouveau. Quand il est complet, les fonctions de la vie organique seule s'accomplissent, par suite du repos absolu des fonctions intellectuelles; mais quelquefois les impressions cérébrales ne sont pas absolument éteintes et il reste de certaines relations, fugaces, confuses et incomplètes et le sommeil est troublé par des rêves qui peuvent se succéder rapidement et sans suite.

Le moment le plus favorable pour dormir est incontestablement la nuit, moment où tout repose dans la nature; mais l'observation des hommes que leur profession oblige à travailler toute la nuit, démontre que le sommeil de jour n'est pas aussi pernicieux qu'on l'a prétendu. Du reste, ne voyons-nous pas tirer les meilleurs effets de la *sieste* pendant la grande chaleur, dans les pays méridionaux, à la condition de ne pas rester exposé à l'influence directe des rayons solaires, et de ne pas s'étendre sur la terre humide, causes probables et fréquentes de coups de soleil, de congestion, de fièvres intermittentes et de douleurs rhumatismales?

Le local destiné au sommeil doit être sain, abrité, assez vaste pour que les produits de la respiration ne puissent pas en vicier l'atmosphère, frais mais sans humidité; il faut avoir soin de n'y conserver ni fleurs ni odeurs fortes, dont l'influence est plus pernicieuse pendant le sommeil que pendant la veille. Il est bon d'avoir un coucher moyennement dur et de ne pas se surcharger de couvertures, qui ont l'inconvénient d'activer outre mesure la transpiration et par suite fatiguent le corps. Les lits de plume, dont on fait usage communément dans quelques-unes de nos provinces, ont le défaut, par leur mollesse et la chaleur qu'ils entretiennent autour du corps, de rendre l'économie très-susceptible aux moindres impressions. Les lits trop durs déterminent une grande fatigue; mais ceux qui ne sont ni trop mous ni trop durs procurent un sommeil plus calme, plus paisible et un réveil plus gai et plus dispos.

Au moment de se livrer au sommeil, il faut desserrer tous les vêtements et éviter tout lien qui, en comprimant les membres, gênerait la circulation du sang. Il est prudent de ne pas dormir immédiatement après le repas, surtout s'il a été copieux, car la digestion ne se fait pas normalement et de graves accidents peuvent en résulter; quelques heures d'intervalle entre le repas et le sommeil sont préférables, et on a constaté la fréquence plus grande des congestions chez les vieillards qui ont l'habitude de dormir après leurs repas.

Il vaut mieux attendre que le sommeil vienne naturellement que de le provoquer au moyen de narcotiques, qui n'ont aucun avantage, puisque leur usage prolongé cesse d'être efficace après un certain temps, et détermine des troubles sérieux dans l'appareil digestif ; mais c'est surtout pour les enfants en bas âge que l'interdiction de ces substances doit être absolue, car elles ne peuvent être que funestes, et de nombreux exemples ont été publiés de morts qui en étaient la conséquence.

CHAPITRE X.

HYGIÈNE DES SENS.

L'hygiène doit, autant que possible, chercher à assurer l'intégrité des sens qui doivent mettre l'homme en rapport avec les objets externes, lui permettre de s'appliquer les choses qui lui sont le plus avantageuses et le préserver contre les dangers qui peuvent l'entourer. Pour que les sens fonctionnent bien, il faut qu'ils reçoivent nettement l'impression des objets ou de l'agent impondérable qui exerce son action, que la transmission de cette impression s'effectue par l'intermédiaire du système nerveux, et que le cerveau en reçoive la perception; pour cela, il est indispensable que les organes soient dans un état d'intégrité absolue, la moindre altération pouvant avoir les plus sérieuses conséquences.

TACT, TOUCHER.

Le *tact* est la sensation animale organique, ayant pour siége toute la surface périphérique du corps, qui nous donne la notion de la température et de l'état solide, liquide ou gazeux des corps. Plus développé chez l'enfant que chez l'adulte et surtout que chez le vieillard, plus sensible chez la femme que chez l'homme, le tact ressent l'impression générale de la température d'autant plus vivement que l'usage des vêtements le laisse moins directement en contact ordinaire avec les variations atmosphériques. Aussi, s'il est bon de protéger le corps contre le refroidissement, il est utile de ne pas le couvrir de vêtements trop chauds qui opposent une protection trop parfaite aux vicissitudes de la température et de l'hygrométrie; car ces changements, perçus alors trop violemment, peuvent déterminer des troubles graves dans la santé : il vaut mieux aguerrir l'économie contre le froid et lui donner par l'accoutumance une sorte d'insensibilité relative.

L'état de souplesse de la peau exerce une influence très-marquée sur les perceptions. La peau doit être assez moite pour éviter la sécheresse, mais pas trop humide, car alors elle est flasque; auquel cas les sensations deviennent plus obtuses, comme on l'observe dans les pays chauds où la transpiration, qui se fait abondamment par toute la peau, émousse les sensations tactiles. L'épaisseur et la sécheresse plus ou moins grandes de l'épiderme, la présence ou l'absence de poils à la surface du corps, sont aussi à considérer dans l'accomplissement de la fonction, qu'on favorisera par des soins de propreté, l'usage de certains corps protecteurs, tels que des gants, mais en prenant soin d'éviter l'abus, toujours dangereux. La finesse du tact est singulièrement modifiée par les maladies, qui réagissent presque toutes sur les fonctions de la peau : elle est quelquefois entièrement abolie par ces causes, dans les paralysies, catalepsies, etc.; d'autres fois elle est très-exaltée. La sensibilité tactile est susceptible d'éducation et de perfectionnement et on admire à quel point elle se trouve développée, par l'exercice, chez les aveugles, où elle supplée en quelque sorte le sens de la vue.

Le *toucher* est la sensation intellectuelle, la perception avec une analyse plus ou moins complète, qui permet de reconnaître certaines propriétés de la matière, l'élasticité, la rugosité, le poli, etc. Il vient souvent en aide aux autres sens pour rectifier certaines de leurs perceptions erronées, mais il en reçoit aussi quelquefois le même service dans ses erreurs. Le toucher n'est pas, comme le tact, répandu sur toute la surface du corps, mais il est localisé et limité aux doigts chez l'homme.

La propreté de la peau favorise le fonctionnement de cet organe et par suite le tact et le toucher. La longueur exagérée des ongles gêne l'exercice du toucher; les callosités de la main et de l'extrémité des doigts, qui se développent par l'exercice de certaines professions, émoussent la sensation, et rendent le toucher très-obtus, comme on le remarque chez les forgerons, par exemple. Mais s'il faut, autant que possible, éviter l'endurcissement exagéré de l'épiderme, il n'y a pas moins d'inconvénients dans l'excès contraire, car le ramollissement trop prononcé, l'atonie et l'amincissement excessif ne sont pas moins nuisibles à l'intégrité des perceptions; il faut aussi prévenir l'action des causes qui augmentent la sensibilité générale aux dépens de l'intégrité du sens : c'est ainsi que les engelures, les panaris, sont extrêmement douloureux, et cependant la fonction spéciale est notablement amoindrie.

GOUT.

Ce sens, qui a pour organe spécial la muqueuse de la bouche et surtout le dos de la langue, préside au choix des aliments et en reconnaît les qualités, bonnes ou non pour l'estomac; toutefois on doit ne pas oublier que c'est une sentinelle avancée, dont la surveillance n'est pas toujours infaillible. L'état de la langue influe beaucoup sur la netteté de la perception : cet organe est-il sec, le goût est émoussé ; est-il enflammé, les moindres saveurs sont perçues avec une intensité extrême, etc.

L'énergie des saveurs est aussi à considérer ; les saveurs trop fortes ont l'inconvénient d'émousser, et quelquefois d'abolir la perception pour des saveurs plus fines. Il y a donc nécessité de s'abstenir de substances fortes, telles que les alcooliques, et les épices. On a accusé aussi le tabac de pervertir le goût, et il paraît prouvé qu'il en est ainsi ; il y a donc lieu d'en conseiller l'abstinence, d'autant plus qu'elle a en outre l'avantage de prévenir des inconvénients sérieux.

Le goût est susceptible d'un certain perfectionnement, comme en témoigne l'exemple des gastronomes qui arrivent, dit-on, à pouvoir préciser par la simple dégustation, non-seulement les crus des vins, mais même les années de production.

La perception du goût varie beaucoup suivant les individus : certaine saveur bien distincte pour l'un passera inaperçue chez un autre ; agréable pour quelques personnes, une saveur sera déplaisante et insupportable pour d'autres. Les enfants, les femmes dont le goût est plus fin, recherchent surtout les substances douces, délicates et sucrées, se rapprochant ainsi des vieillards : les adultes préfèrent des saveurs moins fades, plus fortes. Sous les divers climats, nous observerons aussi des différences très-grandes de goût, qui seront en rapport avec les conditions spéciales de la vie. Les gens du Nord sont plus portés à se nourrir de matières grasses, ceux des pays chauds préfèrent les aromates. Pour conserver au sens du goût toutes ses qualités, il faut le ménager, lui éviter les impressions trop vives et tenir dans l'état le plus parfait de propreté la cavité buccale et surtout les dents.

ODORAT.

L'odorat, qui a pour siége les fosses nasales, est destiné, comme le goût, à servir de sentinelle avancée qui doit prévenir l'ingestion de substances mauvaises pour l'économie, mais sa surveillance est plus souvent encore en défaut.

Très-variable suivant les individus, qui ne sont pas également affectés par les mêmes odeurs, et chez qui l'habitude rend la perception inaperçue, l'odorat est en général plus fin mais moins raisonné chez les enfants, pour qui toutes les odeurs fortes sont désagréables. Certaines maladies, le coryza par exemple, désigné communément sous le nom de rhume de cerveau et qui tient à une sécrétion trop abondante de mucus des fosses nasales, l'émoussent ou le font disparaître (il y a, en général, concordance de sensation entre le goût et l'odorat).

Les indications hygiéniques pour conserver l'intégrité du sens olfactif sont de ne pas abuser des odeurs fortes, causes fréquentes de maux de tète intenses, et de s'abstenir de parfums qui ne servent souvent qu'à masquer des émanations puantes individuelles : celui-là sent bon qui ne sent rien, a dit avec raison un ancien. L'habitude du tabac à priser ne peut que diminuer l'intégrité de la fonction, en ne tenant pas compte de son action préjudiciable à la santé. Les fleurs odorantes, conservées dans un appartement, peuvent nuire en *entêtant*, et aussi parce que leurs émanations vicient l'air que nous respirons ; il est bon aussi de ne pas respirer de trop près le parfum des fleurs odorantes, car elles renferment fréquemment dans leur intérieur de petites larves d'insectes, qui, pénétrant dans les fosses nasales, y déterminent des inflammations très-douloureuses et quelquefois extrêmement graves.

OUIE.

Ce sens, un de ceux qui nous donnent le plus d'idées et favorisent le plus nos relations avec l'extérieur, a pour siége divers organes enfermés dans un os latéral de la tête et dont l'intégrité est essentielle pour son parfait fonctionnement.

Le *son*, d'une nature entièrement variable, impressionne différemment l'organe de l'ouïe : mesuré et rhythmique, *son*, il l'excite et le perfectionne ; violent et strident, *bruit*, il l'use et le détruit. Très-intense, le son peut ébranler l'organe auditif, comme lors de ce que nous nommons, par une figure expressive, cris perçants : les détonations de l'artillerie peuvent rendre sourd. Trop faible, le son détermine une sensibilité extrême, qui fait que les sons un peu plus forts impressionnent désagréablement et douloureusement l'organe auditif. Les sons aigus sont généralement moins bien supportés que les sons graves.

Plus ou moins parfaite suivant les individus, l'ouïe est plus fine chez les enfants et chez les femmes, et s'affaiblit chez les vieillards ; elle est susceptible d'éducation et l'habitude lui donne une sensibilité plus exquise ; l'accoutumance fait perdre aussi la perception cérébrale de certains bruits, et c'est pour cela que le meunier dort sans être gêné par le tic-tac de son moulin et s'éveille dès que le bruit cesse.

Diverses causes peuvent gêner le perfectionnement des organes auditifs et influer sur la netteté des perceptions. La malpropreté en est une des plus fréquentes, en déterminant l'accumulation dans le conduit auditif de la matière grasse, *cérumen*, ce qui indique immédiatement le remède. Il arrive aussi fréquemment que les enfants introduisent dans leur conduit auditif des corps étrangers, tels que des noyaux, qui empêchent de percevoir les sons, peuvent déterminer des accidents très-graves et sont quelquefois très-difficiles à extraire. Dans quelques cas, la membrane du tympan, qui termine le conduit auditif, s'épaissit ou se trouve rompue par la commotion produite par des bruits violents, prolongés ou non, par de brusques alternatives de froid et de chaud, etc. : il est donc utile d'éviter autant que possible les détonations, ou tout au moins de prendre la précaution, usuelle parmi les canonniers, d'ouvrir la bouche au moment de l'explosion, parce qu'alors les vibrations de l'air arrivent ainsi également et en même temps des deux côtés de la membrane du tympan. Si les bruits très-forts ne peuvent pas être supportés sans inconvénient par l'organe auditif, les sons trop faibles ne sont pas moins nuisibles et déterminent de la fatigue en raison de la tension nécessaire pour les saisir.

La caisse d'air, qui se trouve derrière la membrane du tympan, doit renfermer des gaz en équilibre de tension avec l'atmosphère, sinon il y a des troubles de l'ouïe : on éprouve des bourdonnements insupportables sous une pression diminuée ou augmentée, parce que l'équilibre se trouve rompu. La difficulté d'audition qui accompagne les maux de gorge, tient à ce que l'air ne peut plus avoir d'accès direct avec la caisse d'air au moyen de la trompe d'Eustache, qui, étant enflammée, ne laisse plus passer l'air. Un moyen qui a été indiqué pour faire disparaître cette surdité, consiste à opérer successivement et par secousses, la bouche et les narines étant closes, une profonde inspiration et une forte expiration, qui détermine le passage de l'air dans la trompe d'Eustache, malgré l'épaississement de ses parois.

Quelquefois la surdité tient à des altérations du nerf auditif, souvent à sa paralysie : elle est alors très-grave et souvent incurable.

L'ouïe exerce une influence très-marquée sur le cerveau et on sait que les commotions fortes des détonations peuvent causer des maladies cérébrales ; on connaît aussi l'heureuse influence du silence pour le traitement des malades. Dans quelques cas on s'est bien trouvé de l'application des sons musicaux, et à l'exemple de David, qui calmait par les accords de sa harpe les fureurs du roi Saül, nos médecins aliénistes se servent avec avantage de la musique dans le traitement de la folie.

L'ouïe et la parole ont des rapports très-intimes, et c'est ce qui explique comment on prend l'accent d'un pays, le langage reproduisant les sons qui ont frappé l'oreille. Les enfants nés sourds restent muets, car, n'entendant pas la parole, ils sont incapables de la reproduire.

VUE.

L'œil est l'organe de la vue. Il est formé, au moins à sa partie antérieure, de membranes transparentes qui laissent passer la lumière et de milieux également transparents et de densités différentes que la lumière traverse pour venir impressionner l'expansion du nerf optique ou *rétine*.

La lumière peut agir sur le fonctionnement de l'œil par son intensité ou par sa coloration. Trop vive, elle stimule la rétine et détermine l'irritation des yeux et consécutivement des ophthalmies; son action peut aussi causer la migraine, la fièvre cérébrale et des congestions. On observe ces effets avec la lumière directe et à un degré moindre pour la lumière réfléchie; la lumière naturelle paraît plus active que l'artificielle.

Trop faible, la lumière détermine la perte de la tonicité de la rétine et la rend incapable de percevoir utilement ses impressions.

L'œil, du reste, est lui-même un bon guide, car instinctivement la pupille se contracte ou se dilate pour ne laisser passer que la quantité de lumière nécessaire; les paupières elles-mêmes se ferment, si l'intensité est trop vive. Il y a donc avantage à ne pas lutter contre ces avertissements; c'est le meilleur moyen de ne pas détériorer sa vue.

Certaines couleurs, comme le vert et le bleu, ne causent aucune fatigue; d'autres, comme le rouge et le violet, produisent une sensation pénible et donnent assez rapidement naissance à du mal de tête par la fatigue qu'elles causent.

Diverses causes peuvent gêner et même détruire la vue; parmi celles-ci, plusieurs tiennent à des phénomènes dépendants de l'organisme lui-même;

d'autres, au contraire, devront être exclusivement rapportées à des circonstances extérieures.

La vue peut être amoindrie ou annihilée par la production de taches, *taies*, qui diminuent la transparence de la cornée, ou qui la rendent complétement opaque : ces taies peuvent dépendre d'une irritation spéciale de la cornée, ou être en rapport avec des maladies intéressant l'économie tout entière et impossibles à prévoir.

Le cristallin peut quelquefois perdre sa transparence et donner lieu à des *cataractes*, sous l'influence d'une lumière trop vive, surtout si celle-ci est blanche : c'est une affection qui n'est pas rare chez les paysans qui travaillent dans des champs crayeux, et aussi chez les hommes du désert, où la réverbération de la lumière est extrêmement intense dans les plaines de sable. Les mêmes accidents se présentent dans les régions arctiques, par suite de l'action éblouissante de la lumière réfléchie sur les champs de neige.

Les affections du nerf optique sont toujours des plus graves ; quelques-unes même sont incurables, la paralysie par exemple. Une lumière trop vive et trop subite, comme celle des éclairs, ou trop prolongée, comme celle à laquelle sont exposés les verriers et les forgerons, est une cause fréquente d'*amaurose* ou paralysie du nerf optique.

L'habitude de fixer de très-petits objets détermine la production de la myopie, ou vue basse, que nous observons souvent chez les typographes, les graveurs et chez les personnes qui font un usage fréquent du microscope.

La presbytie, ou vue longue, qui est le défaut contraire de la myopie, se montre surtout dans la vieillesse ou à la fin de l'âge mûr. Les presbytes distinguent nettement les objets éloignés, et confusément ceux qui sont rapprochés : leurs yeux se fatiguent beaucoup plus vite que ceux des myopes.

Les précautions hygiéniques de la vue sont :

1° Éviter l'excès de lumière directe ou réfléchie, naturelle ou artificielle : cette dernière est plus fatigante;

2° Ne pas s'exposer au retour subit de la lumière : on sait qu'en passant d'un lieu obscur dans un local très-éclairé, on reste *ébloui* pendant quelques instants. La bravade ridicule, qui consiste à vouloir fixer les éclairs pendant l'orage, a causé la cécité de plus d'un imprudent;

3° Ne pas faire usage d'une lumière trop faible; elle est contraire à une bonne hygiène, bien que moins dangereuse que l'excès opposé;

4° Éviter l'emploi de lumière oscillante, qui cause une grande fatigue de l'œil;

5° Ne pas prolonger trop longtemps le travail sur des objets d'un très-petit volume, surtout à la lumière artificielle; il est préférable de fractionner le travail par des moments de repos. On doit surtout ne pas négliger de cesser le travail aux premiers symptômes de fatigue;

6° Faire un usage modéré de lunettes, pince-nez, etc., et surtout s'abstenir avec le plus grand soin de numéros trop forts : leur emploi fatigue l'œil et affaiblit promptement ses facultés;

7° Préserver les yeux de l'action directe de l'air froid : beaucoup de personnes bravent cette prescription, à leur grand détriment, en couchant la nuit près d'une fenêtre ouverte;

8° Ne pas travailler les yeux trop près du foyer lumineux, car les couches d'air voisines s'échauffent beaucoup et il peut en résulter de l'irritation;

9° Ne faire abus ni des alcooliques, ni du tabac, qui sont très-préjudiciables à la vue et sont une cause fréquente de paralysie de la rétine.

CHAPITRE XI.

TRAVAUX INTELLECTUELS ET MANUELS.

TRAVAUX INTELLECTUELS.

Parmi les hommes, les uns ont des occupations qui exigent surtout le fonctionnement musculaire et chez lesquels l'intelligence a peu à faire ; d'autres, au contraire, ne sont astreints qu'à un travail corporel médiocre et font un grand usage de leur intelligence. Les uns et les autres ne sont pas dans les meilleures conditions hygiéniques, car ce qui serait le plus désirable, mais ce qui malheureusement ne se rencontre que bien rarement, c'est un mélange proportionnel et suffisamment mesuré de l'exercice physique et du travail intellectuel : car alors il n'y aurait pas abus du fonctionnement du système musculaire par rapport au système nerveux, et *vice versa*.

Les hommes qui se livrent à un travail intellectuel modéré, le font sans malaise, sans fatigue, sans inconvénient : chez eux il se fait un certain afflux de sang au cerveau, qui en reçoit des excitations utiles, et par une influence pour ainsi dire insensible, cet afflux facilite le fonctionnement de l'organe et rend le travail de plus en plus facile. Pour se livrer à ces occupations, chacun choisit l'heure qui lui est le plus favorable : l'un préfère le travail du soir, l'autre celui du matin, et chacun se place dans les conditions qui lui semblent les plus convenables. Une condition utile à remplir, c'est de bien diviser son temps, pour éviter la fatigue qui résulterait d'une tension trop prolongée de l'esprit et de se livrer dans l'intervalle des travaux à des exercices corporels, telles que la promenade, la gymnastique, etc. : une occupation repose d'une autre.

Le travail intellectuel est-il excessif, l'afflux sanguin ne se fait plus avec modération, mais il y a tendance à la congestion, qui se manifeste par un sentiment de lourdeur, des douleurs de tête, l'injection des yeux, etc., signes qui annoncent le besoin absolu du repos. Persiste-t-on à continuer à surmener son cerveau, on court le risque d'une surexcitabilité nerveuse extrême, qui conduit à des névroses plus ou moins dangereuses et se terminant en maladies organiques véritables, irritation cérébrale et inflammation qui peuvent avoir les suites les plus funestes, en déterminant des maladies de la plus haute gravité.

Les hommes de cabinet sont donc prédisposés aux affections nerveuses, et ont à redouter les inconvénients qui résultent des circonstances spéciales dans lesquelles ils travaillent. Le séjour prolongé dans des cabinets bien clos, et dans lesquels le renouvellement de l'air ne se fait pas d'une manière suffisante, la prolongation souvent exagérée des veillées, l'habitude trop fréquente de reprendre le travail immédiatement après les repas, qui ont souvent lieu d'une manière très-irrégulière, la négligence à satisfaire aux besoins de la nature en temps utile, telles sont les principales causes qui concourent à troubler leur santé, aussi bien que la position courbée du corps devant le bureau, qui est une cause réelle de malaises, de maladies même. Par suite des conditions dans lesquelles ils vivent, les hommes de cabinet sont souvent atteints de constipations opiniâtres, d'hémorrhoïdes ; leurs digestions sont pénibles et imparfaites, leur appétit nul ou singulièrement diminué, leur système musculaire ne prend pas de force, tend plutôt à s'atrophier, et de moins en moins ils sont disposés à en faire usage ; ils sont paresseux pour se mouvoir, alors qu'ils auraient le plus besoin de prendre de l'exercice. Aussi nombreux est le cortége des maladies qui viennent les assaillir, l'obésité, la goutte, la gravelle, la présence du sucre ou de l'albumine dans les urines, etc.

Pour éviter ces dangers, l'homme qui se livre au travail intellectuel se trouvera bien de prendre des instants de répit pendant lesquels il se livrera à de longues promenades, exercera ses muscles au moyen de l'escrime, de la gymnastique, du jardinage, etc. ; il s'abstiendra d'aliments et de boissons excitantes, cherchera à maintenir le cours libre des matières de sa digestion, et ne manquera pas d'accorder au sommeil réparateur des fatigues de la veille un temps suffisamment prolongé.

TRAVAUX MANUELS.

Il n'existe pas de profession qui ne demande un peu de travail intellectuel, mais quelquefois il en faut bien peu et le cerveau n'a pas un fonctionnement qui puisse même le fatiguer : telles sont les professions dites *manuelles*, qui le plus souvent sont favorables au développement de la santé. Suivant qu'elles exigent un déploiement de force plus ou moins grand, suivant l'intensité du travail, l'alimentation, qui doit toujours être substantielle, devra être plus ou moins abondante ; il y a illusion à ne pas prendre une nourriture suffisamment réparatrice, la somme de travail effectué étant toujours en rapport direct avec la ration consommée : nourrissez bien les ouvriers, et ils pourront accomplir plus de travail. Les conditions d'efforts que nécessitent les travaux manuels ont une influence marquée sur la santé des hommes : ont-ils des efforts violents à faire, ils sont sujets à être atteints de hernies (forts des halles), de maladies du cœur (frotteurs); le travail est-il pénible, on constatera de la courbature, qui, si elle s'exagère, amènera à la fièvre typhoïde. D'autres fois des sudations exagérées, provoquées par une élévation considérable de la température (verriers, forgerons), détermineront l'amaigrissement, et le passage brusque d'un lieu très-chaud à un autre froid provoquera des affections pulmonaires. Les ouvriers des manufactures auront à redouter l'influence de l'air confiné, d'émanations nuisibles, de poussières en suspension, etc., et de nombreuses causes qui diffèrent suivant les diverses professions, agiront sur leur santé. Dans certains états, les attitudes spéciales prolongées auront pour résultat des déformations, soit des membres, soit du corps; certains organes, continuellement en fonctions, prendront un développement exagéré, tandis que d'autres s'atrophieront en quelque sorte. Les danseurs ont les membres inférieurs très-développés et les bras très-grêles, au contraire des boulangers, dont les biceps prennent un accroissement énorme, tandis que les jambes sont grêles.

De toutes les professions manuelles la plus hygiénique, mais à laquelle l'attrait des villes fait une concurrence désastreuse, est certainement celle d'agriculteur, qui se fait dans les meilleures conditions de santé et qui présente les exemples de longévité les plus communs. Combien ont tort ceux qui l'abandonnent pour le travail des villes, toujours environné de tant de conditions fâcheuses pour la santé et le bien-être !

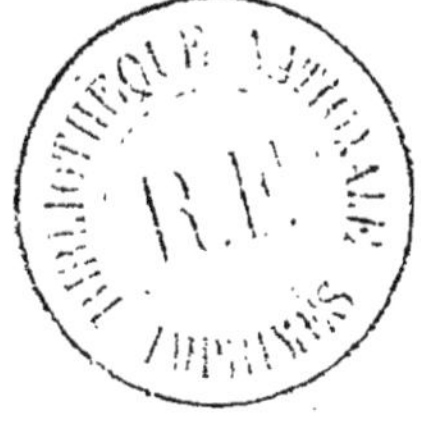

FIN.

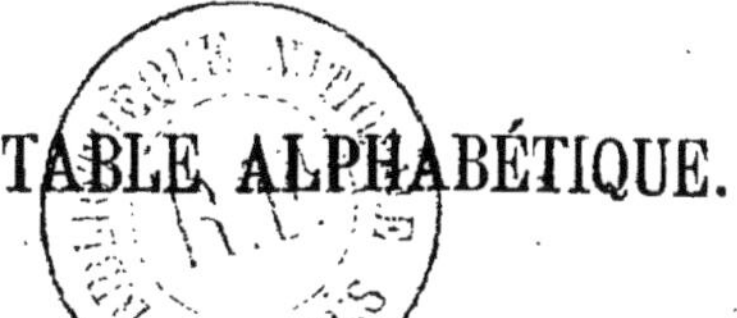

TABLE ALPHABÉTIQUE.

TABLE DES MATIÈRES.

FIN DE LA TABLE DES MATIÈRES.

13312. — Typographie Lahure, rue de Fleurus, 9, à Paris.

BIBLIOTHÈQUE DES MERVEILLES

PUBLIÉE
SOUS LA DIRECTION DE M. ÉDOUARD CHARTON

Format in-18 jésus, à 2 fr. 25 le volume

La reliure en percaline bleue avec tranches rouges se paye en sus 1 fr. 25 c.

Badin (A.) : *Grottes et cavernes* ; 2e édition, 1 vol. illustré de 55 vignettes par Camille Saglio.

Baille (J.) : *Les merveilles de l'électricité* ; 2e édition. 1 vol. illustré de 71 vignettes par Jahandier.

Bernard (Frédéric) : *Les évasions célèbres* ; 2e édition. 1 vol. illustré de 26 vignettes par Bayard.

Bocquillon (Henri) : *La vie des plantes* ; 2e édition. 1 volume illustré de 60 vignettes par Faguet, etc.

Cazin (A.) : *La chaleur* ; 2e édition. 1 vol. illustré de 92 vignettes par Jahandier et d'une planche en couleur.

— *Les forces physiques* ; 2e édition. 1 volume illustré de 58 vignettes par A. Jahandier.

Deherrypon (M.) : *Les merveilles de la chimie*. 1 volume illustré de 51 vignettes par Marie, Férat, Jahandier, etc.

Depping (G.) : *Les merveilles de la force et de l'adresse* ; 2e édition. 1 volume illustré de 80 vignettes par E. Ronjat et Rapine.

Dieulafait : *Les pierres précieuses*. 1 volume illustré de 130 vignettes.

Duplessis (G.) : *Les merveilles de la gravure*. 1 volume illustré de 32 reproductions de gravures par P. Sellier, etc.

Flammarion (C.) : *Les merveilles célestes*, lectures du soir ; 3e édition. 1 volume illustré de 46 vignettes et de 2 planches.

Fonvielle (W. de) : *Les merveilles du monde invisible* ; 3e édition. 1 volume illustré de 115 vignettes.

— *Éclairs et tonnerre* ; 2e édition. 1 volume illustré de 39 vignettes par E. Bayard et H. Clerget.

Girard (J.) : *Les plantes étudiées au microscope*. 1 volume.

Girard (M.) : *Les métamorphoses des insectes* ; 3e édition. 1 volume, illustré de 308 gravures.

Guillemin (A.) : *Les chemins de fer* ; 3e édition. 1 volume illustré de 111 vignettes.

Jacquemart (A.) : *Les merveilles de la céramique*. Ire partie (Orient) ; 2e édition. 1 volume illustré de 53 vignettes par H. Catenacci.

— *Les merveilles de la céramique*. IIe partie (Occident) ; 2e édition. 1 volume illustré de 221 vignette, par J. Jacquemart.

— *Les merveilles de la céramique*. IIIe partie (Occident). 1 volume illustré de 48 vignettes et de 833 monogrammes par J. Jacquemart.

Lacombe (P.) : *Les armes et les armures* ; 2e édition. 1 volume illustré de 60 vignettes par H. Catenacci.

Landrin (A.) : *Les plages de la France* ; 2e édition. 1 volume illustré de 140 vignettes par Mesnel.

Landrin (A) : *Les monstres marins.* 1 vol. illustré de 41 vign. par Mesnel.

Lefèvre (A.) : *Les merveilles de l'architecture ;* 3e édition. 1 volume illustré de 50 vignettes par Thérond, Lancelot, etc.

— *Les parcs et les jardins ;* 2e édition. 1 volume illustré de 29 vignettes par A. de Bar.

Le Pileur (Dr) : *Les merveilles du corps humain ;* 2e édition. 1 vol. illustré de 45 gravures par Léveillé.

Marion (Fulgence) : *Les merveilles de l'optique ;* 2e édition. 1 volume illustré de 70 vignettes par A. de Neuville et Jahandier, et d'une planche tirée en couleur.

— *Les ballons et les voyages aériens ;* 2e édition. 1 volume illustré de 30 vignettes par P. Sellier.

— *Les merveilles de la végétation ;* 2e édition. 1 volume illustré de 45 vignettes par Lancelot.

Marzy (F.) : *L'hydraulique.* 1 vol. illustré de 60 vignett. par Jahandier.

Menault (E.) : *L'intelligence des animaux ;* 2e édition. 1 vol. illustré de 80 vignettes par E. Bayard.

Meunier (V.) : *Les grandes chasses ;* 2e édition. 1 volume illustré de 21 vignettes par Lançon.

— *Les grandes pêches.* 1 vol. illustré de 35 vignettes par Riou.

Millet : *Les merveilles des fleuves et des ruisseaux.* 1 volume illustré de nombreuses vignettes par Mesnel.

Moynet (J.) : *L'envers du théâtre ou les machines et les décors.* 1 vol. illustré de 60 vign. par J. Moynet.

Radau (R.) : *L'acoustique ;* 2e édition. 1 volume illustré de 114 vignettes par Lœschin, Jahandier, etc.

Renard (L.) : *Les phares.* 1 volume illustré de 35 vignettes par Jules Noël, Rapine, etc.

— *Les merveilles de l'art naval.* 1 volume illustré de 50 vignettes par Morel Fatio.

Renault : *L'Héroïsme.* 1 volume illustré de 15 vignettes par Paquier.

Reynaud (J.) : *Histoire élémentaire des minéraux usuels ;* 3e édition. 1 volume illustré de 2 planches en couleur, et de 2 planches en noir.

Sauzay (A.) : *La verrerie* depuis les temps les plus reculés jusqu'à nos jours ; 2e édition. 1 volume illustré de 67 vignettes par B. Bonafoux.

Simonin (L.) : *Les merveilles du monde souterrain ;* 2e édition. 1 volume contenant 18 gravures par A. de Neuville, et 9 cartes.

Sonrel (L.) : *Le fond de la mer ;* 2e édition. 1 volume illustré de 90 vignettes par Mesnel, Yan D'argent et Férat.

Tissandier (G.) : *Les merveilles de l'eau ;* 2e édition. 1 vol. illustré de 77 vignettes par A. de Bar, Clerget, Riou, Jahandier, etc., et de 6 cartes.

— *La houille.* 1 volume illustré de 50 vignettes par A. Jahandier, A. Marie et A. Tissandier.

Viardot (L.) : *Les merveilles de la peinture,* Ire série ; 2e édition. 1 volume illustré de 15 vignettes par Paquier.

— *Les merveilles de la peinture,* IIe série. 1 vol. illustré de 11 reproductions de tableaux par Paquier.

— *Les merveilles de la sculpture.* 1 volume illustré de 61 reproductions de statues par Petot, P. Sellier, Chapuis, etc.

Zurcher : *Les naufrages célèbres.* 1 volume illustré de 37 vignettes par Jules Noël.

Zurcher et **Margollé** : *Les ascensions célèbres.* 1 volume illustré de 37 vignettes par A. Debar.

— *Les glaciers ;* 2e édition. 1 volume illustré de 45 vignettes par E. Sabatier.

— *Les météores ;* 3e édition. 1 volume illustré de 23 vignettes par Lebreton.

— *Volcans et tremblements de terre.* 1 volume illustré de 62 vignettes par E. Riou.

LITTÉRATURE POPULAIRE

SPÉCIALEMENT DESTINÉE

AUX OUVRIERS DES VILLES ET DES CAMPAGNES

Format in-16, à 1 fr. 25 le volume.

Aunet (Mme L. d') : *Voyage d'une femme au Spitzberg.* 1 volume.

Badin (A.) : *Duguay-Trouin.* 1 volume.

— *Jean Bart.* 1 volume.

Baines (Thomas) : *Voyage dans le sud-ouest de l'Afrique.* 1 volume.

Baker (S. W.) : *Le lac Albert.* Nouveau voyage aux sources du Nil. 1 volume.

Baldwin (W. C.) : *Du Natal au Zambèse.* 1 volume.

Barrau (Th. H.) : *Conseils aux ouvriers* sur les moyens d'améliorer leur condition. 1 volume.

Bernard (Frédéric) : *Vie d'Oberlin.* 1 volume.

Bonnechose (Émile de) : *Bertrand Duguesclin.* 1 volume.

— *Lazare Hoche;* 4e édition. 1 vol.

Burton (le capitaine) : *Voyage à la Mecque, aux grands lacs d'Afrique et chez les Mormons.* 1 volume avec trois cartes.

Calemard de la Fayette (Charles) : *La prime d'honneur.* 1 vol.

— L'*agriculture progressive.* 1 volume.

Carraud (Mme Z.) : *Une servante d'autrefois;* 2e édition, 1 volume.

— *Les veillées de maître Patrigeon,* entretiens familiers sur le travail, la propriété, la richesse, l'agriculture, la famille, etc.; 3e édition. 1 volume.

Ouvrage couronné par l'Académie française.

Charton (Ed.) : *Histoires de trois enfants pauvres* (un Français, un Anglais, un Allemand), racontées par eux-mêmes; 4e édition. 1 vol.

Chevalier (Michel) : *Le Mexique ancien et moderne.* 1 volume.

Corne (H.) : *Le cardinal Mazarin.* 1 volume.

— *Le cardinal de Richelieu.* 1 vol.

Corneille (Pierre) : *Chefs-d'œuvre,* 1 volume.

Cours d'économie industrielle. 7 volumes, qui se vendent séparément.

Première série. *Qu'est-ce que l'économie industrielle*, par M. J. Garnier; — *Du capital*, par M. Baudrillart; — *Des machines*, par M. Horn. 1 vol.

Deuxième série. *Du travail et du salaire*, par M. Batbie; — *Les corporations et la liberté du travail*, par M. Levasseur. 1 vol.

Troisième série. *Des sociétés coopératives*, par M. J. Duval; — *De l'échange et de la monnaie*, par M. Wolowski. 1 vol.

Quatrième série. *De l'intérêt et de l'usure*, par M. Courcelle-Seneuil; — *Du crédit*, par M. Coq; — *De la liberté commerciale*, par M. F. Passy. 1 vol.

Cinquième série. *Appropriation des richesses*, par M. Courcelle-Seneuil; — *Propriété et hérédité*, par M. Fréd. Passy; — *Division du travail*, par M. Horn. 1 vol.

Sixième série. *La concurrence*, par M. Joseph Garnier; — *Grèves et coalitions*, par M. Batbie; — *Émigration des campagnes*, par M. Baudrillart; — *La population*, par M. J. Duval. 1 vol.

Septième série. *Le commerce*, par M. Du Puynode; — *l'épargne*, par M. Paul Coq; — *l'assurance*, par M. Em. Levasseur; — *l'exposition universelle de 1867*, par M. Audiganne. 1 vol.

Deherrypon (Martial) : *La boutique de la marchande de poisson.* 1 vol.

Delapalme : *Le premier livre du citoyen.* 1 volume.

Duval (Jules) : *Notre pays.* 1 volume.

Entretiens populaires. 9 volumes, qui se vendent séparément.

Première série (1860). *Le chaos*, par M. Babinet; — *l'homme*, par M. Ph. Chasles; — *l'agriculture*, par M. Barral; — *les chemins de fer*, par M. Perdonnet. 1 vol.

Deuxième série (1861). *La physique du globe*, par M. Babinet; — *l'acclimatation*, par M. G. Saint-Hilaire; — *l'agriculture*, par M. Barral; — *l'abus des liqueurs fortes*, par M. Bouchardat; — *les grandes inventions*, par M. Perdonnet; — *le blanchissage du linge*, par M. Homberg; — *les beaux-arts*, par M. Etéx. 1 vol.

Troisième série (1862). *La pluralité des mondes*, par M. Babinet; — *l'empirisme*, par M. Trousseau; — *l'origine et les résultats du canal de Suez*, par M. F. de Lesseps; — *le travail et son influence sur la santé*, par M. Bouchardat; — *l'exposition de Londres*, par M. Barral; — *l'influence du théâtre sur la classe ouvrière*, par M. Thierry; — *la lecture*, par M. Samson. 1 vol.

Quatrième série (1863). *Le lait*, par M. Bouchardat; — *l'émigration et la colonisation*, par M. Jules Duval; — *le Misanthrope*, par M. Samson; — *l'air*, par M. Barral; — *Sentiment littéraire chez les peuples du moyen âge*, par M. Paulin Pâris; — *le progrès*, par M. Philarète Chasles; — *les sciences d'observation*, par M. Babinet; — *le pont du Rhin et le mont Cenis*, par M. Perdonnet; — *le crédit et la prévoyance*, par M. Batbie. 1 vol.

Cinquième série (1864). *Le progrès social par les machines*, par M. Passy (Frédéric); — *les colonies françaises*, par M. Jules Duval; — *l'agriculture française en 1789 et en 1864*, par M. Barral; — *le poëte Rotrou*, par M. Saint-René Taillandier; — *la misère*, par M. Bouchardat. 1 vol.

Sixième série (1865). Première partie : *la houille et le fer en France*, par M. Burat; — *l'impôt*, par M. Batbie; — *la civilisation*, par M. Duveyrier. 1 vol.

Sixième série. Deuxième partie : *la monnaie et son rôle dans le développement économique des sociétés*, par M. Frédéric Passy; — *les principes du droit naturel et de ses rapports avec la famille*, par M. Franck; — *l'utilité des études scientifiques pour les ouvriers*, par M. Martelet. 1 vol.

Septième série (1866). *La situation de l'agriculture*, par M. Barral; — *le blé au point de vue de l'hygiène*, par M. Bouchardat; — *la période glacière*, par M. Babinet; — *le droit de tester*, par M. Franck; — *la houille et les houilleurs*, par M. Simonin; — *les mœurs des Gaulois*, par M. Thévenin. 1 vol.

Huitième série (1867). *L'agriculture à l'exposition de 1867*, par M. Barral; — *du café*, par M. Bouchardat; — *Gheel ou une colonie d'aliénés*, par M. Duval; — *la charité envers soi-même*, par M. Franck; — *le luxe*, par M. Horn; — *Richard Lenoir*, par M. Martelet; — *l'amour du merveilleux*, par M. Biant. 1 vol.

Ernouf (le baron) : *Histoire de trois ouvriers français* (Richard Lenoir, Bréguet, Brézin). 1 volume.

— *Deux inventeurs célèbres* (Philippe de Girard, Jacquard). 1 volume.

Franck (A.), membre de l'Institut : *Morale pour tous.* 1 volume.

Franklin (Benj.) *Œuvres*, traduites de l'anglais et annotées par Éd. Laboulaye. 5 volumes.

Mémoires; 3e édition. 1 vol.
Correspondance; 3e édition. 3 vol.
Essais de morale; 2e édition. 1 vol.

Chaque ouvrage se vend séparément.

Guillemin (Amédée) : *La lune*; 3e édition. 1 volume illustré de deux grandes planches et de 46 vignettes.

— *Le soleil*; 2e édition. 1 volume avec 58 figures.

Hauréau (B.) : *Charlemagne et sa cour*; 2e édition. 1 volume.

— *François Ier et sa cour.* 1 volume.

Hayes (Dr I.-I.) : *La mer libre du pôle.* 1 volume.

Hoefer : *La chimie enseignée par la biographie de ses fondateurs.* 1 volume.

— *Les saisons*, études de la nature. 2 séries formant 2 volumes illustrés.

Chaque série se vend séparément.

Homère : *Les beautés de l'Iliade et de l'Odyssée*, traduction Giguet. 1 volume.

Joinville (sire de) : *Histoire de Saint-Louis*, texte rapproché du français moderne, par Natalis de Wailly, de l'Institut; 3e édition. 1 volume.

Jonveaux (Émile), d'après Samuel Smiles : *Histoire de quatre ouvriers anglais* (Maudslay, Stephenson, W. Fairbairn, J. Nasmyth). 1 volume.

Labouchère (Alf.) : *Oberkampf* (1738-1815). 1 volume.

Lacombe (P.) : *Petite histoire du peuple français.* 1 volume.

La Fontaine : *Choix des fables,* 1 volume.

Lanoye (Fr. de) : *L'Inde contemporaine* ; 2e édition. 1 volume.

— *Le Niger et les explorations de l'Afrique centrale depuis Mungo-Park jusqu'au docteur Barth* ; 2e édition. 1 volume.

— *Le Nil et ses sources.* 1 volume.

Le royal serviteur : *Histoire du gentil seigneur de Bayard,* revue et corrigée par A. Teiller. 1 volume orné du portrait de Bayard.

Livingstone (Charles et David) : *Explorations dans l'Afrique australe et dans le bassin du Zambèse,* depuis 1840 jusqu'à 1864 ; 2e édition. 1 volume.

Marcoy (P.) : *Scènes et paysages dans les Andes.* 2 volumes.

Meunier (Mme H.) : *Le docteur au village.* 2 volumes qui se vendent séparément.

Entretiens familiers sur l'hygiène. 1 v.
Entretiens familiers sur la botanique. 1 vol. avec 104 figures dans le texte.

Milton (le Vte) et Dr W. B. **Cheadle** : *Voyage de l'Atlantique au Pacifique, à travers les montagnes Rocheuses.* 1 volume avec cartes.

Molière : *Chefs-d'œuvre.* 2 volumes.

Mouhot (H.) : *Voyage dans les royaumes de Siam, de Cambodge et de Laos.* 1 volume.

Muller (E.) : *La boutique du marchand de nouveautés.* 1 volume.

Palgrave (W. G.) : *Une année dans l'Arabie centrale.* 1 vol. avec carte.

Passy (Frédéric) : *Les machines et leur influence sur le développement de l'humanité.* 1 volume.

Perron d'Arc : *Aventures d'un voyageur en Australie* ; 2e édition. 1 volume.

Pfeiffer (Mme Ida) : *Voyages autour du monde* ; 2e édition. 1 volume.

Piotrowski (R.) : *Souvenirs d'un Sibérien.* 1 volume.

Poirson : *Guide-manuel de l'orphéoniste.* 1 volume.

Racine (Jean) : *Chefs-d'œuvre.* 2 vol.

Réclus (E.) : *Les phénomènes terrestres.* 2 volumes.

Rendu (Victor) : *Principes d'agriculture* ; 2e édition. 2 volumes qui se vendent séparément.

— *Mœurs pittoresques des insectes.* 1 volume.

Révoil : *Pêches dans l'Amérique du Nord.* 1 volume.

Shakespeare : *Chefs-d'œuvre.* 3 volumes.

Speke (le capitaine) : *Les sources du Nil.* 1 volume.

Vambéry : *Voyages d'un faux derviche dans l'Asie centrale* ; 2e édition. 1 volume.

Véron (Eugène) : *Les associations ouvrières en Allemagne, en Angleterre et en France.* 1 volume.

Wallon, de l'Institut : *Jeanne d'Arc* ; 2e édition. 1 volume.

1° CONFÉRENCES

FAITES A L'ASILE DE VINCENNES

Format petit in-18, à 25 cent. le volume.

Aucoc : *Notions sur l'histoire des voies de communication en France.* 1 volume.

Baudrillart (de l'Institut) : *Luxe et travail.* 1 volume.

— *L'argent et ses critiques.* 1 vol.

— *Les bibliothèques et les cours populaires.* 1 volume.

— *Le crédit populaire.* 1 volume.

— *Le salariat et l'association.* 1 volume.

— *Philippe de Girard.* 1 volume.

— *Des habitudes d'intempérance.* 1 volume.

Bérard : *La matière des végétaux, ou cellulose.* 1 volume.

— *Économie domestique de l'éclairage.* 1 volume.

— *La chaux.* 1 volume.

Comberousse (Ch. de) : *Les grands ingénieurs.* 1 volume.

— *La coopération.* 1 volume.

Daubrée : *La chaleur intérieure du globe.* 1 volume.

— *La mer et les continents.* 1 volume.

Duval (Jules) : *Les sociétés coopératives de production.* 1 volume.

— *Les sociétés coopératives de crédit.* 1 volume.

— *Un ouvrier voyageur. — René Caillé.* 1 volume.

Egger (de l'Institut) : *Le papier dans l'antiquité et dans les temps modernes.* 1 volume.

— *Un ménage d'autrefois.* 1 volume.

Egger : *De l'histoire et du bon usage de la langue française.* 1 volume.

— *Étude d'histoire ancienne*, les projets de réforme sociale dans l'antiquité. 1 volume.

— *L'Égypte moderne et l'Égypte ancienne*, à propos d'une visite au parc égyptien de l'Exposition universelle. 1 volume.

Flammarion (C.) : *Les héros du travail.* 1 volume.

Franck (Ad.) : *La vraie et la fausse égalité.* 1 volume.

Guebhard (A.) : *De la lumière électrique.* 1 volume.

Hément (Félix) : *L'aluminium.* 1 volume.

Lapommeraye (de) : *Les sociétés de secours mutuels.* 1 volume.

— *L'art d'être heureux.* 1 volume.

Lavallée : *L'exposition universelle de 1867.* 1 volume.

Leclert (Émile) : *La voile, la vapeur et l'hélice.* 1 volume.

Lesseps (F. de) : *Le percement de l'isthme de Suez.* 1 volume.

Levasseur : *La prévoyance et l'épargne.* 1 volume.

— *Du rôle de l'intelligence dans la production.* 1 volume.

— *L'assurance.* 1 volume.

Martelet (E.) : *Bernard Palissy.* 1 volume.

Menu de Saint-Mesmin : *L'ouvrier autrefois et aujourd'hui.* 1 volume.

Rondelet (A.) : *Économie politique dans la vie pratique.* 1 volume.

Rouché (E.) : *Le système du monde et le calendrier.* 1 volume.

Simonin (L.) : *Le mineur de Californie.* 1 volume.

— *Les cités ouvrières de mineurs.* 1 volume.

— *Les habitations économiques.* 1 volume.

Morin (Ernest) : *Montyon ou la vie d'un homme de bien.* 1 volume.

— *Les prix Montyon.* 1 volume.

Passy (Frédéric) : *L'industrie humaine.* 1 volume.

— *Principes de la population.* 1 vol.

Payen (de l'Institut) : *L'éclairage au gaz.* 1 volume.

Perdonnet (A.) : *De l'utilité de l'instruction pour le peuple.* 1 vol.

Quatrefages (de), membre de l'Institut : *Le ver à soie.* 1 volume.

Quatrefages : *Histoire de l'homme.* 5 vol. — Chaque volume séparément.

Reboul-Deneyrol : *Aperçu historique sur l'asile de Vincennes et les conférences.* 1 volume.

Riant (A.) : *L'hygiène du foyer,* 1 volume.

— *Les ennemis de la santé.* 1 volume.

Robert (Charles) : *De l'ignorance.* 1 volume.

— *Les améliorations sociales du second empire.* 2 vol. — Chaque volume séparément.

— *Les grands ouvriers.* 1 volume.

Wolowski (de l'Institut) : *Notions générales d'économie politique.* 1 volume.

— *De la monnaie.* 1 volume.

— *Travail des enfants.* 1 volume.

Worms (E.) : *Quelques considérations sur le mariage.* 1 volume.

2° CONFÉRENCES

FAITES A LA GARE SAINT-JEAN, A BORDEAUX

Format petit in-18, à 25 cent. le volume.

Abria (J. J. B.), doyen de la Faculté des sciences de Bordeaux : *De quelques propriétés générales des corps.* 1 volume.

— *Voyage de la lumière à travers des cristaux.* 1 volume.

Amé (G.) : *Le libre échange en Angleterre et en France.* 1 volume.

Bellier (A.) : *La prévoyance et la charité.* 1 volume.

Bert (P.) : *La machine humaine ; équilibre de la matière.* 1 volume.

— *La machine humaine ; équilibre de la force.* 1 volume.

Cézanne (E.) : *Du câble transatlantique.* 1 volume.

Clavaud (A.): *De la fécondation dans les végétaux supérieurs.* 1 volume.

Dujardin (J. B.): *La chaleur et l'humidité à la surface de la terre.* 1 volume.

Jeannel (Dr J.): *De l'air, propriétés physiques.* 1 volume.

— *De l'air, propriétés chimiques.* 1 volume.

Kératry (comte de): *Les ruines de Pompéi.* 1 volume.

Lacolonge (O. de): *De l'eau considérée au point de vue physique, mécanique et alimentaire.* 1 volume.

Lespiault (G.): *Du système solaire.* 1 volume.

Rancès (F.): *De la navigation à vapeur.* 1 volume.

Raulin (V.): *Le règne minéral.* 1 volume.

Royer : *Les gaz pernicieux du foyer.* 1 volume.

Les mêmes conférences réunies en 2 vol. in-18 jésus contenant en plus le discours de clôture de M. Jules Simon 5 francs.

Paris. — Imprimerie Viéville et Capiomont, rue des Poitevins, 6.

HYGIÈNE

ÉLÉMENTAIRE

PAR

LE Dr J. LÉON SOUBEIRAN
Docteur ès sciences naturelles
Professeur agrégé à l'École supérieure de pharmacie

OUVRAGE PUBLIÉ CONFORMÉMENT
aux programmes
DES LYCÉES ET DES ÉCOLES NORMALES PRIMAIRES

PARIS
LIBRAIRIE HACHETTE ET Cie
79, BOULEVARD SAINT-GERMAIN, 79

1873

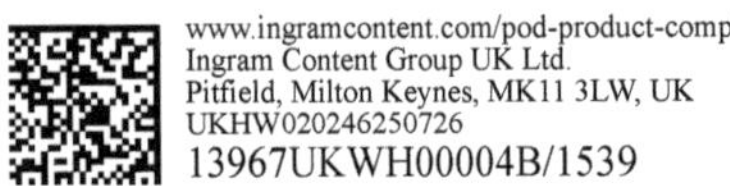

www.ingramcontent.com/pod-product-compliance
Ingram Content Group UK Ltd.
Pitfield, Milton Keynes, MK11 3LW, UK
UKHW020246250726
13967UKWH00004B/1539